Gutachten

des

Reichs-Gesundheitsrates, betreffend die Verunreinigung der Orla und Kötschau durch gewerbliche Abwässer.

Berichterstatter:

Geheimer Ober-Regierungsrat Prof. **Dr. von Buchka,** Berlin.

Mitberichterstatter:

Geheimer Medizinalrat, Ministerialrat Prof. **Dr. Renk,** Dresden.

Sonderabdruck aus

„Arbeiten aus dem Kaiserlichen Gesundheitsamte", Band XXVIII, Heft 2.

Mit 1 Tafel.

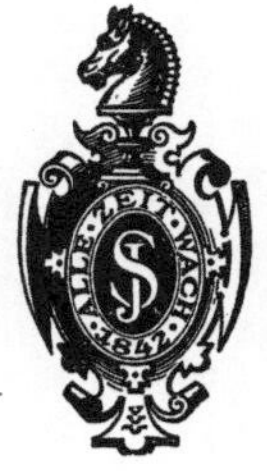

Berlin.

Verlag von Julius Springer.

1908.

ISBN-13:978-3-642-89426-8 e-ISBN-13:978-3-642-91282-5
DOI: 10.1007/978-3-642-91282-5

Der Reichs-Gesundheitsrat (Unterausschuß für Beseitigung der Abfallstoffe usw.) hat in der Sitzung am 30. Juli 1907 das über die vorliegende Angelegenheit zu erstattende Gutachten, welches im Entwurf vorlag, beraten.

An dieser Beratung nahmen außer den Berichterstattern teil die nachbezeichneten Mitglieder des Reichs-Gesundheitsrates: Dr. Bumm, Präsident des Kaiserl. Gesundheitsamtes, als Vorsitzender; Dr. Barnick, Frankfurt a. O.; Dr. Beckurts, Braunschweig; Dr. Gärtner, Jena; Dr. Greiff, Karlsruhe i. B.; Dr. Köhler, Exz., Göttingen; Dr. Löffler, Greifswald; Dr. A. Orth, Berlin; Dr. Schmidtmann, Berlin; Freiherr von Stein, Berlin; Dr. Sympher, Berlin; Dr. Tjaden, Bremen;

ferner: Dr. Hofer, München;

vom Kaiserlichen Gesundheitsamte: Dr. Schmidt, Dr. Spitta, Dr. Müller, Dr. Pleißner, Dr. Pfyl.

Das Gutachten wurde den Beschlüssen entsprechend in der nachstehenden Fassung abgegeben.

Einleitung.

Die Unzuträglichkeiten, welche durch die Einleitung gewerblicher Abwässer und Abfallstoffe in die Kötschau und Orla hervorgerufen werden, haben seit langer Zeit schon und zu wiederholten Malen den Anwohnern dieser Flußläufe wie auch der die Orla in sich aufnehmenden Saale Veranlassung zu Klagen und Beschwerden gegeben, die sich freilich zunächst im wesentlichen nur auf den unteren Lauf der Orla nach dem Einfluß der Kötschau erstreckten. Wiederholt auch ist das Kaiserliche Gesundheitsamt bereits mit der Bearbeitung dieser Frage beauftragt gewesen. Im Jahre 1888 wurde seitens dieser Behörde ein Gutachten, betreffend die Reinhaltung des Kötschaubaches bei Pößneck (vergleiche: Arbeiten aus dem Kaiserlichen Gesundheitsamte, Band V, Seite 406) und im Jahre 1898 ein Gutachten, betreffend die Verunreinigung der Kötschau und der Orla (vergleiche: Arbeiten aus dem Kaiserlichen Gesundheitsamte, Bd. XIV, Seite 462) erstattet.

In dem ersten Gutachten waren bereits Vorschläge, betreffend eine Reinigung der Fabrikabwässer und eine ordnungsgemäße Durchführung der Kanalisation der Orte

Pößneck und Jüdewein gemacht worden. Nach dem zweiten 10 Jahre später erstatteten Gutachten bestanden aber die Mißstände noch in gleicher Weise, wie sie durch die am 26. und 27. April 1888 stattgehabte Besichtigung an Ort und Stelle klargestellt worden waren. Die von dem Kaiserlichen Gesundheitsamte damals gemachten Vorschläge waren unberücksichtigt geblieben. Nur einzelne Fabriken waren inzwischen angehalten worden, Kläreinrichtungen anzulegen. Im übrigen gingen die Fabrikwässer nach wie vor ungereinigt nebst den Abwässern aus den Haushaltungen und Schlächtereien, sowie einem Teil des Unrates aus Straßenkanälen und Gossen in den Bachlauf hinein.

Schon in dem Gutachten des Kaiserlichen Gesundheitsamtes vom Jahre 1888 war auf die Einrichtung einer Anlage zur gemeinsamen Klärung aller Abwässer gedrungen worden. Das Gutachten vom Jahre 1898 kommt auf den gleichen Vorschlag zurück. Es sei anzuerkennen, daß nach der bestehenden baulichen Lage der Fabriken zu Pößneck und Jüdewein die Kötschau und Orla für die Entfernung der Abfallstoffe nicht zu entbehren seien. Es erscheine aber auch angängig, die Abwässer erst nach vorheriger Klärung der Orla zuzuführen.

Die Fernhaltung der Abwässer der Flanellfabriken von den Flußläufen würde wohl das meiste zur Beseitigung der gegenwärtigen Mißstände beitragen. Außerdem seien aber auch die Gerbereien zweckmäßig zur Ableitung ihrer Abwässer in eine Kläranlage anzuhalten. Wenn das Weichen der Häute in der Kötschau aufgegeben werde und statt dessen Weichkästen angewendet würden, so werde es möglich sein, auch die Abwässer der Gerbereien zu fassen. Auch diesen Vorschlägen ist indessen bisher nur teilweise und nur in unzureichender Weise Folge gegeben worden.

Obwohl diese Angelegenheit seither die beteiligten Behörden andauernd beschäftigt hat, sind doch die Klagen über die durch die Verunreinigung der Kötschau, der Orla und damit auch der Saale hervorgerufenen Mißstände nicht verstummt.

Diese Klagen richten sich vornehmlich auf die folgenden Punkte: Durch die vermittelst der Kötschau der Orla zugeführten gewerblichen Abwässer werde der Flußlauf nach wie vor derartig verschmutzt, daß das Wasser sich bei niederem Wasserstande überhaupt nicht mehr kläre. Es schillere häufig in allen nur möglichen Farben. Seine Verwendung zu irgend welchen häuslichen oder wirtschaftlichen Zwecken, als Trinkwasser oder zum Tränken des Viehs sei unmöglich gemacht. Durch die mit den Abwässern der Orla zugeführten großen Mengen leicht faulender organischer wie zahlreicher anorganischer Stoffe trete eine derartige Verschlammung und Verschmutzung des Flußbettes ein, daß nach jedem Gewitterregen oder bei Hochwasser die über ihre Ufer tretende Orla die angrenzenden Wiesen völlig verschmutze und verschlamme. Der Schlamm hänge an den von dem Ufer in den Flußlauf hineinragenden Zweigen und Gräsern fingerdick. Oberhalb der zahlreich vorhandenen Stauvorrichtungen liege der Schlamm meterhoch. Das Gras der angrenzenden Wiesen werde vergiftet und als Viehfutter unbrauchbar gemacht. Auch die wiederholt vorgekommenen Milzbrandfälle beim Vieh seien auf diese Verunreinigung der Orla zurückzuführen. Dort, wo der Schlamm sich ablagere, trete eine Entwickelung übelriechender Gase auf, die nicht nur die in unmittelbarer Nähe solcher Stellen gelegenen Wohnstätten verpeste, sondern das ganze Orlatal durchziehe.

Aber auch die in der Nähe der Orla liegenden, namentlich die in ihrem Überschwemmungsgebiet sich befindenden Brunnen, auf deren Benutzung die ländliche Bevölkerung des Orlatales angewiesen sei, würden durch die Verunreinigungen der Orla bedroht. Wiederholt vorgekommene Typhusfälle seien auf das verunreinigte Orlawasser und sein Eindringen in die Brunnen zurückzuführen.

Endlich würde aber auch die Fischerei in der Orla sowohl wie in der Saale durch die der Orla zugeführten Verunreinigungen nicht nur beeinträchtigt, sondern geradezu vernichtet. Früher habe die Orla einen guten Bestand an Fischen und Krebsen aufgewiesen. Die Fischerei in der Orla sei verpachtet gewesen. Abgesehen von der Strecke zwischen Triptis und Neustadt kämen jetzt Fische in der Orla überhaupt nicht mehr vor. Wenn einmal Fische aus der oberen Orla oder aus der Saale in die untere Orla einträten, so verendeten sie in diesem Wasser sofort. Aber auch die Fischerei in der Saale werde nach dem Einfluß der verunreinigten Orla auf eine weite Strecke hin vernichtet.

Von diesen Übelständen wurden insonderheit die an jenen Flußläufen belegenen Sachsen-Altenburgischen Gebietsteile betroffen. Die Sachsen-Altenburgische Regierung war deswegen verschiedentlich bereits bei der Sachsen-Meiningenschen Regierung behufs Beseitigung dieser Mißstände vorstellig geworden. Bei diesen Verhandlungen wies die Sachsen-Meiningensche Regierung darauf hin, daß auch die in Neustadt an der Orla belegenen Fabriken einen Teil der Schuld an der Verunreinigung der Orla trügen. In der Tat erwiesen sich auch an dem oberen Lauf der Orla in Neustadt und flußabwärts hiervon die Verhältnisse nicht viel besser als in Pößneck und von den Anwohnern dieses Teiles der Orla wurden vielfach die gleichen Klagen wie dort über die Verunreinigung der Orla durch die gewerblichen Abwässer der Neustädter Gerbereien und Tuchfabriken erhoben.

Nachdem deswegen im Jahre 1903 erneut Beschwerden über die im ganzen Orlatal eingetretenen unhaltbaren Zustände laut geworden waren, wurde diese Angelegenheit auf Grund eines Berichtes des Kaiserlichen Gesundheitsamtes zum Gegenstand von Verhandlungen zwischen dem Herrn Reichskanzler (Reichsamt des Innern) und den Regierungen der hierbei beteiligten Bundesstaaten gemacht. Diese Verhandlungen führten dazu, daß die Großherzoglich Sachsen-Weimarische, die Herzoglich Sachsen-Altenburgische und die Herzoglich Sachsen-Meiningensche Regierung den Wunsch äußerten, der Reichs-Gesundheitsrat möge sich gutachtlich über Mittel zur Beseitigung der gesundheitsschädlichen Verunreinigung der Orla äußern. Diesem Wunsch entsprechend beauftragte der Herr Reichskanzler (Reichsamt des Innern) den Reichs-Gesundheitsrat unter dem 29. April 1904, über die vorliegende Frage ein Gutachten zu erstatten. In Erledigung dieses Auftrages bestellte der Präsident des Reichs-Gesundheitsrates unter dem 9. Mai 1904 den Kaiserlichen Geheimen Regierungsrat und vortragenden Rat im Reichsschatzamt, Professor Dr. von Buchka als Berichterstatter und den Königlich Sächsischen Geheimen Medizinalrat, Ministerialrat im Ministerium des Innern und Professor an der Technischen Hochschule zu Dresden, Dr. Renk als Mitberichterstatter.

I. Bemerkungen über den Lauf der Orla und der Kötschau, sowie über die an beiden Flußläufen belegenen Ortschaften.

Die Orla entspringt etwa 2 km südöstlich von der Stadt Triptis und durchfließt diese Stadt in der Richtung von Osten nach Westen, in der Mitte des Ortes durch einen größeren Teich hindurchgehend. Auf der Strecke zwischen Triptis und Neustadt liegen an der ihren Lauf nach Westen fortsetzenden Orla nur kleine Ortschaften: Döblitz, Miesitz, Kopitzsch, Dreitzsch und Molbitz. Noch vor den Toren von Neustadt, unmittelbar vor der Tuchfabrik von Kolesch teilt die Orla sich in zwei Arme: den nördlichen, der in ziemlich gerader Richtung den nördlichen Teil der Stadt ostwestlich durchzieht und den Hauptarm bildet, sowie den südlichen, der etwas weiter nach Süden ausholt und den Namen Mühlgraben führt. Beide Arme vereinigen sich kurz hinter der Stadt wieder zu gemeinsamem Lauf.

Der Hauptteil von Neustadt liegt südlich des Mühlgrabens. Die beiden Orlaarme schließen aber einen von gewerblichen Anlagen, vornehmlich von Gerbereien dicht besetzten Raum ein.

Nachdem die Orla Neustadt verlassen hat, wendet sie sich zunächst nach Süden und durchfließt dann von der Walkmühle östlich von Neunhofen ab das Orlatal in südwestlicher Richtung bis Köstitz. Der Flußlauf geht vielfach in zahlreichen Windungen hin und her und teilt sich wiederholt in zwei Arme, die sich nach einer kürzeren oder längeren Strecke wieder vereinigen.

Die Orla berührt auf diesem Teil ihres Laufes die Ortschaften: Neunhofen, Kolba, Oppurg und Rehmen.

Außer den genannten Ortschaften liegt eine Anzahl von Mühlen und anderen gewerblichen Anlagen an dieser Strecke der Orla. So z. B. zwischen Neustadt und Neunhofen die bereits erwähnte Walkmühle. Zwischen Neunhofen und Kolba Schleichers Mühle, zwei Walkmühlen, eine Papiermühle, die Harrasmühle (Getreide- und Sägemühle) am Fuße des Totenstein, mit einer Wirtschaft verbunden, sowie eine Spinnerei und einige Tuchfabriken (Eisenhammer, Kupferhammer), letztere gewerbliche Anlagen zu Laußnitz gehörend.

Am westlichen Ausgang von Neunhofen ist außerdem eine Ziegelei belegen. Ferner liegt zwischen Kolba und Oppurg noch eine Spinnerei und die Grünaumühle.

Abgesehen von den Ortschaften ist die Orla auf dieser Strecke im wesentlichen von Wiesengelände begrenzt.

Erhebliche Zuflüsse nimmt die Orla zwischen Neustadt und der Einmündung der Kötschau nicht in sich auf. Zu nennen sind: der in der Nähe der Harrasmühle von Süden her, von Weira, der Orla zufließende Wernstegraben; der in nordöstlicher Richtung von Laußnitz herkommende, östlich von Kolba in die Orla einmündende Reisengraben; ferner von den zwischen Kolba und Rehmen aus südlicher Richtung ihr zufließenden Bächen, die östlich bei Rehmen in die Orla einmündende, in südlicher Richtung von Döbritz herkommende Gamse.

Alle diese Zuflüsse führen der Orla zwar keine Verunreinigungen, dafür aber auch nicht nennenswerte Mengen von Wasser zu. Köstitz selbst berührt die Orla nicht. Vielmehr wendet sie sich in kurzer Entfernung nördlich von Köstitz nach

Norden und nimmt an dieser Stelle die von Pößneck herkommende und an Köstitz vorbeifließende Kötschau auf.

Die Kötschau nähert sich von südwestlicher Richtung her der Stadt Pößneck und teilt sich hier in zwei Arme: den Mühlgraben und den Fehlgraben, die sich beide unterhalb der Stadt bei Jüdewein wieder vereinigen und hinter Köstitz in die Orla einmünden. Von ihrer Vereinigung mit der Kötschau ab bis zu ihrer Einmündung in die Saale legt die Orla noch einen etwa 12 Kilometer langen Weg zurück. Dabei berührt sie die Ortschaften: Schweinitz, Klein-Dembach, Langenorla und Freienorla. Außerdem liegen an diesem unteren Lauf der Orla noch einige Mühlen und eine Porzellanfabrik in Freienorla, im übrigen aber keine gewerblichen Anlagen mehr.

Dieses untere Orlatal zeigt im wesentlichen noch dieselben Eigenschaften wie das obere Orlatal; vorwiegend begrenzen Wiesengelände auch hier die Ufer der Orla, und Ackerbau und Viehzucht bilden die Hauptbeschäftigung der Einwohner.

Irgendwelche erhebliche Zuflüsse nimmt die Orla auch auf ihrem unteren Lauf nicht in sich auf. Auf altenburgischem Gebiete, bei Schweinitz, ist die Orla seit 1878 reguliert.

Bei dem weimarischen Dorf Klein-Dembach beschreibt die Orla einen großen Bogen und schließt so den Ort nach Süden, Westen und Norden ein. Hinter Klein-Dembach nimmt die Orla eine nordwestliche Richtung an und behält diese bis Freienorla bei. Der Kommunikationsweg schneidet hinter Klein-Dembach einen toten Arm der Orla ab, der aber noch in Verbindung mit der Orla steht und beim Aufstauen des unteren Flußlaufes sich füllen kann.

An dem toten Arm bei Klein-Dembach liegt ein Verscharrungsplatz für an Milzbrand gefallenes Vieh. Die Landstraße führt unmittelbar an diesem Platz vorüber. Auf eine von den Anwohnern erhobene Beschwerde ist der Weg um einige Meter weiter zurückgelegt und der Platz eingezäunt worden.

Langenorla liegt zu beiden Seiten der Orla, etwa 7 km flußabwärts von Pößneck entfernt. In der Mitte des Ortes liegt eine Mühle, welche die Orla nach Bedarf aufstaut. Das Stauungsgebiet der Orla geht über das obere Ende des Dorfes hinaus. Die der Mühle gegenüber und von dieser ab orlaaufwärts belegenen Wohnungen und Gehöfte liegen so tief, daß der Spiegel der aufgestauten Orla fast in gleicher Höhe mit dem der Mühle gegenüberliegenden Teile der Dorfstraße und der Gärten liegt. Die in diesem Teile des Dorfes belegenen Brunnen sind mit Ausnahme eines am höchsten gelegenen Brunnens (Traugott Schröder) Flachbrunnen, d. h. ihr Wasserspiegel ist von der Erdoberfläche kaum einen Meter entfernt. Bei Hochwasser ist Gefahr vorhanden, daß diese Brunnen durch das übertretende Orlawasser verunreinigt werden, zumal auch die sie umgebenden Mauern keinen genügenden Schutz hiergegen gewähren. Es ist beobachtet worden, daß das Wasser in diesen flachen Brunnen noch auf etwa 300 Meter Entfernung mit dem Steigen und Sinken der Orla steigt und sinkt. Der aus steinigem Geröll und grobem Sand bestehende Untergrund soll so leicht durchlässig sein, daß sogar bei dem 70 Meter von der Orla entfernten Brunnen der Schmiede das Wasser bei zunehmender Trübung der Orla sich gleichfalls trüben soll, ohne daß eine andere Ursache hierfür erkennbar sei.

Bei Freienorla ändert die Orla ihren Lauf. Sie biegt von nordwestlicher Richtung nach Nordosten und läuft kurze Zeit in gleicher Richtung neben der von Orlamünde kommenden Saale her. Die Orla hat hier eine Breite von etwa 4 bis 5 Meter und eine Tiefe von etwa $^1/_2$ Meter. Etwa 1 Kilometer nördlich von Freienorla vereinigt die Orla sich mit der Saale.

Die von der Orla durchflossenen Landesteile sind verhältnismäßig nicht sehr dicht bevölkert. An ihrem bis zur Einmündung in die Saale etwa 34 Kilometer langen Lauf liegen 17 Ortschaften, darunter nur 2 Städte, das etwa 2800 Einwohner zählende Triptis und Neustadt an der Orla mit etwa 6600 Einwohnern.

Pößneck an der Kötschau ist eine Stadt von etwa 12700 Einwohnern, deren gewerbliche und sonstige Abwässer durch die Kötschau gleichfalls in die Orla gelangen.

Die ganze Landschaft, welche die Orla durchzieht, trägt keinen großartigen, aber einen anmutigen Charakter. Breite grüne Wiesen und fruchtbares Ackerland umrahmen die nicht sehr breite und nur langsam mit schwachem Gefäll dahinziehende Orla auf dem größten Teil ihres Laufes. Teilweise steigt auch das Hinterland sanft an und wird von bewaldeten Höhen begrenzt. Viehzucht und Ackerbau scheinen hier zu blühen und geben der ganzen Landschaft vorzugsweise ihr Gepräge. Früher soll hier auch Fischzucht betrieben worden sein. Noch jetzt wird die Fischerei gelegentlich wohl wenigstens auf der Strecke zwischen Triptis und Neustadt ausgeübt.

Die Städte Neustadt und Pößneck aber sind seit alten Zeiten der Sitz eines hervorragenden Gewerbefleißes. Insonderheit sind in beiden Städten Gerbereien und Tuchfabriken zu Hause. Angeblich geht die erste Begründung des Gerbereigewerbes in Neustadt bis weit in das Mittelalter zurück. Jedenfalls sind auf einem Kupferstich aus Merians „Topographia-Superioris Saxoniae“ aus dem Jahre 1650 bereits „Gerberhäuser“ verzeichnet. Aber auch die gewerbliche Tätigkeit in Pößneck blickt auf eine alte Geschichte zurück. Und vielleicht haben auch schon frühere Geschlechter mit ähnlichen Schwierigkeiten wie den jetzt vorliegenden zu kämpfen gehabt. In der Pößnecker Zeitung Nr. 218 vom 19. September 1903 wird berichtet:

„Nach den Wasserakten mußte schon im Jahre 1669 der Bach jährlich so oft es Not tut geschlämmt und rein gehalten werden.“

Zu den Gerbereien und Tuchfabriken sind im Laufe der Zeit auch noch andere gewerbliche Anlagen, Porzellanfabriken, Brauereien, eine Schokoladefabrik usw. hinzu gekommen.

Der Wandel der Zeiten ist indessen auch an den gewerblichen Anlagen im Orlatal nicht spurlos vorübergegangen. Die beiden Städte Neustadt und Pößneck werden von dem Welthandel insofern berührt, als hier gegenwärtig viele ausländische Rohstoffe sowohl in den Gerbereien wie in den Tuchfabriken verarbeitet werden. Hierdurch hat mit der zunehmenden Erleichterung des Verkehrs das ursprünglich wohl eine rein örtliche Bedeutung besitzende gewerbliche Leben des Orlatales ein ganz anderes Gepräge bekommen. Die Erzeugnisse der Neustädter und Pößnecker Gewerbsanstalten gewinnen eine von Jahr zu Jahr steigende Bedeutung. Andererseits hat aber auch gerade diese Entwickelung der Neuzeit mit dazu beigetragen, daß manche, namentlich kleinere gewerbliche Betriebe den Wettbewerb nicht weiter zu führen vermochten und eingingen. Vor 40 bis 50 Jahren soll in Pößneck die Gerberei mit etwa 50 Betrieben viel bedeutender als die Tuch- oder Flanellfabrikation gewesen sein. Diese Verhältnisse haben sich jetzt verschoben. Auch in Neustadt ist in den letzten Jahrzehnten ein stetiger Rückgang der Zahl der Gerbereien zu verzeichnen gewesen.

Bei der Prüfung der Frage, in welcher Weise die Verunreinigungen der Kötschau und der Orla beseitigt werden können, wird Rücksicht in erster Linie sowohl auf die gesundheitlichen als auch auf die landwirtschaftlichen Bedürfnisse der Bevölkerung des Orlatales zu nehmen sein. Andererseits aber wird auch darauf Bedacht genommen werden müssen, daß die gewerblichen Anlagen des Orlatales einschließlich Pößnecks als einzige Flußläufe, in welche überhaupt eine Ableitung ihrer Abwässer möglich ist, die Orla und Kötschau zur Verfügung haben.

Die Abstellung der Klagen über die Verunreinigung der Orla und dadurch auch der Saale gestaltet sich dadurch besonders schwierig, daß die Orla trotz ihres nicht langen Laufes die Gebietsteile von 2 Bundesstaaten: Sachsen-Weimar und Sachsen-Altenburg berührt, die Kötschau aber auf Sachsen-Meiningenschem Gebiet die Abwässer der Pößnecker gewerblichen Anlagen aufnimmt. Eine fernere Erschwerung der Frage wird dadurch bedingt, daß die Grenzen des Stadtbezirks Pößneck mit der Sachsen-Meiningenschen Landesgrenze zusammenfallen.

Aus dem in der Anlage beigefügten Plan (Tafel I) ist die Lage der hier in Frage stehenden Flußläufe und Ortschaften ersichtlich.

II. Örtliche Besichtigung im Juni und September 1904.

Da nach der Prüfung der Akten eine eingehende örtliche Besichtigung für notwendig erachtet wurde, so beauftragte der Präsident des Kaiserlichen Gesundheitsamtes die Berichterstatter, an Ort und Stelle eine Untersuchung der Verhältnisse vorzunehmen, und setzte die Regierungen der an der Frage beteiligten Bundesstaaten hiervon in Kenntnis. Es war in Aussicht genommen, zunächst in einer gemeinsamen Besprechung aller Kommissare die allgemeine Sachlage zu erörtern und den Plan für die darauf folgende Besichtigung festzulegen.

Am 26. Juni 1904 nachmittags fand diese Besprechung zu Neustadt an der Orla im Dienstgebäude des Direktoriums des fünften Großherzoglich Sachsen-Weimarischen Bezirks unter dem Vorsitz des Berichterstatters statt. An der Beratung nahmen außer den beiden Berichterstattern und dem Geheimen Regierungsrat Direktor Dr. Paul als Vertreter des Kaiserlichen Gesundheitsamtes die folgenden Herren teil:

Für die Großherzoglich Sachsen-Weimarische Regierung: Der Bezirksdirektor des fünften Bezirks, Geheimer Regierungsrat Stichling, Baurat Schierholz und Landbaumeister Lehmann;

für die Herzoglich Sachsen-Meiningensche Regierung: Geheimer Staatsrat Schaller und Baurat Eichhorn;

für die Herzoglich Sachsen-Altenburgische Regierung: der Geheime Regierungsrat, Landrat von Kropff und der Bezirksarzt Dr. Kutzschbach. Außerdem war auf Veranlassung des Präsidenten des Kaiserlichen Gesundheitsamtes das Mitglied des

Reichs-Gesundheitsrates, Geheimer Hofrat Professor Dr. Gärtner zu Jena zu der Beratung zugezogen.

Nachdem die ganze Sachlage eingehend besprochen war, wurde verabredet, daß an dem Vormittag des folgenden Tages zunächst der obere Lauf der Orla bis zu ihrem Ursprung bei Triptis besichtigt und am Nachmittag desselben Tages sowie am folgenden Tage ein Besuch der wichtigsten gewerblichen Anlagen in Neustadt vorgenommen werden sollte. Sodann beabsichtigte die Kommission nach Pößneck überzusiedeln und außer den anderen dort vorhandenen größeren Gerbereien und Tuchfabriken vor allem die Thalmannsche Tuchfabrik und die in ihr auf Veranlassung der Herzoglich Sachsen-Meiningenschen Regierung aufgestellte Kläranlage einer eingehenden Besichtigung zu unterziehen. Am 29. Juni sollte diese Besichtigung der gewerblichen Anlagen zu Pößneck und des Laufes der Kötschau fortgesetzt werden. Schließlich war für den 30. Juni eine Besichtigung des unteren Laufes der Orla von dem Einfluß der Kötschau in die Orla (Köstitz) bis zu deren Einmündung in die Saale und für den 1. Juli eine Begehung der Orla von der Einmündung der Kötschau in die Orla (Köstitz) flußaufwärts bis Neustadt in Aussicht genommen. Dieser Plan wurde in der Folge zur Durchführung gebracht. Die gemeinsame Besichtigung erlitt aber dadurch leider eine Störung, daß der Mitberichterstatter Geheimer Medizinalrat Professor Dr. Renk erkrankte und genötigt war, am 29. Juni nach Hause zurückzukehren.

Besichtigung des oberen Laufes der Orla von Triptis bis Neustadt.

Um die örtliche Besichtigung des oberen Laufes der Orla vorzunehmen, begaben sich die Berichterstatter mit den Kommissaren des Kaiserlichen Gesundheitsamtes unter Leitung des Großherzoglich Sachsen-Weimarischen Bezirksdirektors Stichling am 27. Juni über Dreitzsch und Miesitz nach Triptis.

Triptis ist eine Stadt von etwa 2800 Einwohnern. Von gewerblichen Anlagen befinden sich am Ort: eine Brauerei (Kötschau & Limpert), zwei Leimsiedereien (Fritzsche und Roethel) und eine Gerberei und Lederfärberei (Oelsner). Eine einheitliche Entwässerungsanlage war zur Zeit der Besichtigung noch nicht vorhanden. Die in kleinerem Umfange vorhandene Entwässerungsanlage ging in einen offenen Graben und durch diesen in die Orla. Ebenso war damals nur ein Teil der Stadt mit Wasserleitung versehen. Es sollte jedoch die Anlage einer einheitlichen Entwässerungsanlage und Wasserversorgung bereits in Aussicht genommen sein. Angeblich gelangten Fäkalien nicht, wohl aber häusliche und gewerbliche Abwässer in die Orla.

Zunächst begab sich die Kommission zum Ursprung der Orla, etwa 2 km südöstlich von Triptis. Die Orla führt anfangs nur wenig, aber klares Wasser mit sich. In der Nähe des Ursprungs der Orla liegt die Brauerei von Kötschau & Limpert, die aus Grauwacke kommendes Quellwasser, das durch Holzrohre herangeleitet wird, benutzt. Die Abwässer gehen in eine Senkgrube; die Hefe wird gesondert abgefangen und fortgeschafft. Eine Verunreinigung der Orla findet demnach durch die Brauerei nicht statt.

Von den übrigen in Triptis gelegenen gewerblichen Anlagen ist indessen das Gleiche nicht zu sagen, wie die Besichtigung der dortigen Leimsiedereien und Gerbereien zeigte.

Die Leimsiedereien verarbeiten Gerbereiabfälle sowohl aus Neustadt a/O., wie auch aus anderen Orten (Leipzig, Euthra, Pegau) sowie auch Abfälle vom Schlachthof zu Leipzig. Die Abfälle werden zunächst zwei Tage eingeweicht. Die hierbei gewonnene übelriechende Flüssigkeit wird sodann auf die Wiesen gebracht. Die eingeweichten Abfälle werden gewaschen und gekalkt, d. h. in Gruben mit Kalkbrühe zusammengebracht und darin zwei Monate belassen. Auch einer Behandlung mit Chlorkalk oder einer Schwefelbleiche (Behandeln mit Schwefligsäure) werden die Abfälle vor ihrer weiteren Verarbeitung unterworfen. Teilweise kommen die Abfälle auch bereits gekalkt in die Fabrik. Die so behandelten Abfälle werden gewalkt, gewaschen und dann zu Leim gekocht. Die Kalkbrühe und die Waschwässer gehen in Klärgruben und werden nach erfolgtem Absetzen des Schlammes in einen offenen Graben geleitet. Durch diesen gelangen sie schließlich in die Orla.

In der Leimsiederei von Roethel waren fünf Personen mit der Verarbeitung der Gerbereiabfälle beschäftigt. Die Kalkbrühe und das Waschwasser werden dort in Klärgruben von etwa 1 Meter nutzbarer Höhe geleitet. Der grauweiße Schlamm wird ausgehoben und das Abwasser sodann in die Orla abgeleitet. Etwa 2 bis 3 Wochen vor der Besichtigung war die Klärgrube gereinigt. Es wurde indessen festgestellt, daß die Abwässer auch bei häufig vorgenommener Reinigung der Klärgrube nicht in genügender Weise gereinigt werden. Es gelangen daher auf diese Weise nicht unerhebliche Mengen von Verunreinigungen in die Orla.

Ähnlich liegen die Verhältnisse in der Leimsiederei von Fritzsche. Hier werden drei Arbeiter beschäftigt. In dieser Fabrik kommt auch eine Behandlung mit Chlorkalk und eine Schwefelbleiche zur Anwendung. Die vorhandene Klärgrube war am Tage der Besichtigung stark verschlammt. So konnte es nicht wundernehmen, daß erhebliche Mengen von Verunreinigungen mit den Abwässern von hier aus in die Orla gelangen.

In der darauf besichtigten Gerberei und Lederfärberei von Oelsner wird Weißgerberei und Glacélederfabrikation betrieben. Es werden dort jährlich etwa 50000 indische Häute (vom Bastard zwischen Schaf und Ziege) verarbeitet. Die in trockenem und gesalzenem Zustande in Ballen von etwa 540 Pfund über Hamburg eingeführten, angeblich nicht mit arseniger Säure behandelten Häute werden zunächst in Gruben (etwa 2000 Häute fassend) lediglich durch Wasser geweicht, nicht gekalkt. Das hierzu nötige Wasser wird teils Quellen, teils der Orla entnommen und muß häufig erneuert werden. Auf je 2000 Stück Häute werden etwa 6 bis 7 cbm Wasser gebraucht. Das Abwasser geht in die Orla. Sodann werden die Häute in „Kalkäscher“ gebracht, d. h. in Gruben (6 Äscher zu je 600 bis 700 Häuten) 2 bis 3 Wochen lang mit Kalkbrühe behandelt, der zum Enthaaren der Häute etwas Schwefelnatrium zugesetzt ist. Zum Teil werden die Häute auch schon enthaart eingeführt. Die in dem Kalkäscher genügend lange verbliebenen Häute werden sodann herausgenommen und gewaschen (geläutert). Das Waschwasser geht in Senkgruben. Nachdem die Häute geschabt sind — die Abfälle werden auf die Felder gebracht — folgt eine verschiedenartige Behandlung, indem die gewaschenen Felle entweder mit Hundekot (2 bis 3 Stunden lang) oder für die Sohlledergerberei mit Taubenmist oder für die Glacégerberei mit Kleienbeizen (Weizenkleie, die mit alter Kleie angesäuert ist) eine Nacht hindurch behandelt werden. Die Felle werden schließlich in drehbaren Trommeln 2 bis 3 Stunden lang der Einwirkung einer aus Alaun, Weizenmehl und Eigelb bestehenden „Gare“ unterworfen.

Zum Färben der so vorbereiteten Felle werden Farbhölzer: Blauholz, Rotholz, Gelbholz verwendet. Diese werden mit Dampf gekocht. Die zu färbenden Felle werden in die Farbbrühe eingehängt oder auf Glastafeln gelegt und mit der Farbbrühe abgebraust. Nach 10 Minuten ist die Färbung beendet. Die Felle werden nun mit Wasser abgespült und getrocknet. Die ablaufende Farbbrühe wird wieder verwertet. Als Beizmittel dient Eisenvitriol. Die Waschwässer werden wie die anderen Abwässer zum Teil in Senkgruben geleitet, gehen zum Teil aber auch wohl in die Orla. In dieser Fabrik waren zwölf Arbeiter beschäftigt.

Aus dem Angeführten ergibt sich, daß Abwässer verschiedener Art aus den gewerblichen Anlagen zu Triptis in nicht unerheblicher Menge in die hier noch nicht sehr wasserreiche Orla gelangen. Diese setzt jedoch den größten Teil der Schmutzstoffe bereits in dem in der Mitte des Ortes befindlichen großen Teich wieder ab. Dieser wird angeblich alljährlich im Herbst gereinigt.

Wenn auch die Orla in ihrem unteren Lauf zunächst der Stadt zeitweilig sehr trübe ist, so kann doch angenommen werden, daß erhebliche Mengen von Schmutzstoffen aus den gewerblichen Anlagen und den häuslichen Abwässern von Triptis nicht weiter in den unteren Flußlauf gelangen. Denn in den unterhalb Triptis an der Orla gelegenen Ortschaften zeigte sich der hier etwa 1 bis 2 Meter breite Flußlauf völlig klar. Auch wurden dort Klagen über eine Verunreinigung der Orla durch die Abwässer von Triptis nicht erhoben.

In Döblitz, dem nächsten Ort hinter Triptis orlaabwärts sollen in der Orla kleine Fische, Elritzen, vorkommen, in einem von der Orla durchströmten Teich auch Karpfen. Auch in Miesitz ist die hier schneller strömende Orla völlig klar. In Kopitzsch teilt sich die Orla in den Hauptlauf und den Mühlgraben, die sich dann wieder vereinigen. Auch hier wurden Klagen über eine Verunreinigung der Orla oder über etwa vorgekommene Milzbrandfälle nicht laut. Das gleiche gilt von der Orla bei Dreitzsch. Eine hier befindliche Brauerei scheint gleichfalls die Orla mit ihren Abwässern nicht zu verunreinigen. In Molbitz befanden sich Fischkasten in dem völlig klaren Orlawasser. Die Fischerei, die auch Forellen und Krebse ergeben soll, ist hier verpachtet. Freilich scheint sie nicht bedeutend zu sein.

Alles in allem zeigt dieser Befund, daß von einer weiter reichenden und dauernden Verunreinigung der Orla unterhalb Triptis bis zu der vor den Toren von Neustadt gelegenen Tuchfabrik von Kolesch durch die Abwässer der gewerblichen Anlagen zu Triptis oder durch die häuslichen Abwässer von Triptis oder von den zwischen Triptis und Neustadt an der Orla belegenen Ortschaften nicht wohl die Rede sein kann. Die aus diesen Orten stammenden Abwässer scheiden daher aus den weiteren Erwägungen vollständig aus.

Von der Entnahme von Proben des Orlawassers in Triptis und bis zur Tuchfabrik von Kolesch in Neustadt wurde daher Abstand genommen.

Besichtigung von Neustadt.

Am 27. Juni nachmittags wurde die Besichtigung in Neustadt unter Führung des Bürgermeisters der Stadt Wimmler weiter fortgesetzt. Sie wurde begonnen unmittelbar vor der an der Orla belegenen Tuchfabrik von Kolesch. Das Wasser der Orla zeigte sich an dieser Stelle nicht ganz klar.

In dieser Fabrik, an welcher ein Gedenkstein der Tuchmacherinnung vom Jahre 1598 angebracht war, wird Rohwolle aufgekratzt, gewaschen, zu Garn versponnen, dieses gebeizt, dann mit Teerfarbstoffen gefärbt und schließlich auf feine Flanelle (Damentuche) verarbeitet. Die Abwässer der Fabrik werden in vier Senkgruben geleitet, aus denen der Schlamm nach Bedürfnis ausgefahren wird. Die Färbereiabwässer gehen, wie auch am Tage der Besichtigung beobachtet wurde, unmittelbar in die Orla und machen sich hier nach dem Einlauf auf eine gewisse Strecke hin durch eine schwache Färbung des Orlawassers bemerkbar.

Sodann wurde die Tuchfabrik von G. F. Fritzsche (vormals Goebel) besichtigt. Auch hier wird ungereinigte Wolle bis zum fertigen Tuch (Herrentuch) verarbeitet. Zum Waschen der Rohwolle wird Brunnenwasser verwendet, und zwar wird die mit Soda und Tonerde versetzte Waschflotte mehrfach benutzt. Alle zwei Tage wird ein Bottich abgelassen. Der Fabrikbesitzer schätzte die Menge des Abwassers täglich auf etwa 200 Kubikmeter. Es werden jährlich etwa 2000 Zentner Wolle verarbeitet. Das Färben der Wolle geschieht mit Alizarin, unter Verwendung von chromsaurem Kalium als Beizmittel. Andere Anilinfarbstoffe finden in dieser Fabrik nicht Anwendung. Täglich sollen etwa 3 Kubikmeter gefärbtes Wasser abgelassen werden. Die Menge des täglich verbrauchten Farbpulvers beträgt etwa 10 kg. Eigentlich sollten die Abwässer überhaupt nicht mehr gefärbt sein, weil bei der Nachbeize der Wolle aller Farbstoff fixiert werden soll. Bisweilen wird statt des Garnes auch im Stück gefärbt. Die Abwässer gehen durch zwei Klärgruben in den Mühlgraben. Die Klärgruben werden angeblich alle vier Wochen ausgeräumt, sie waren am Tage der Besichtigung ziemlich gefüllt.

Auch in der darauf besichtigten Tuchfabrik von Könitzer wird Rohwolle in der bereits vorstehend angegebenen Weise auf Tuch verarbeitet. Das zum Waschen der Wolle nötige Wasser wird einem Brunnen entnommen. Zum Waschen dienen Seife und Soda. Die Menge des täglich während einer elfstündigen Arbeitszeit verbrauchten Wassers wird auf etwa 39600 Liter geschätzt. Im Jahre sollen 5000 Zentner Wolle verarbeitet werden. Die Klärung der Abwässer geschieht auch hier in Senkgruben, die allerdings stark mit Schlamm gefüllt waren.

Der gleiche Betrieb findet in der Tuchfabrik von Müller und Albert statt. Auch hier wird das zum Waschen der Wolle nötige Wasser, angeblich 175 cbm pro Tag, einem Brunnen entnommen. Zum Waschen werden Seife und Soda, zum Walken auch Natriumsulfid, aber keine Walkerde benutzt. Zum Färben der Wolle finden Alizarinfarbstoffe in essigsaurer Lösung Verwendung unter Benutzung von Kaliumbichromat als Beize. Im Jahre werden etwa 6000 Zentner Wolle verarbeitet. Die Klärung des Wasch- und Walkwassers als des schmutzigsten geschieht für sich. Der

Schlamm wird nach dem Absetzen aus den auch hier vorhandenen Senkgruben nach Bedarf abgefahren.

In der Tuchfabrik von Zenker, die darauf besichtigt wurde, werden zum Waschen der Wolle pro Tag angeblich 500 cbm Wasser entnommen. In der Wollwäscherei finden Seife, Soda und Salmiak Verwendung. Zum Färben der Wolle dient Campecheholz. Auch hier wird das Abwasser der Färberei für sich aufgefangen. Zur Klärung der Abwässer werden diese auch hier durch Senkgruben geleitet. Daß diese nicht ausreichend wirkten, zeigte sich aber an dem Tage der Besichtigung daran, daß das Wasser aus der Senkgrube sehr trübe ablief. Jährlich werden hier 1000 Zentner Wolle verarbeitet.

Auch in der Tuchfabrik von Künzel ist der Betrieb der gleiche wie vorstehend angegeben. Das Wasser wird auch hier einem Brunnen entnommen. Angaben über die Menge des täglich verbrauchten Wassers konnten nicht gegeben werden. Man kann aber ungefähr die Menge des hier verbrauchten Wassers im Vergleich mit dem der vorher erwähnten Tuchfabriken schätzen, wenn man berücksichtigt, daß jährlich etwa 2000 Zentner Wolle verarbeitet werden, also ungefähr ebensoviel, wie in der Tuchfabrik von Fritzsche. Das Färben geschieht hier mit Alizarinfarbstoffen, sowie mit Farbholzauszügen. Als Beize finden Kaliumbichromat, Natriumsulfat und Essigsäure Verwendung.

Endlich wurde an diesem Tage auch die Thüringer Exportbrauerei besichtigt. Die Brauerei stellt im Jahre etwa 16000 hl Bier her. Das für die Brauerei nötige Wasser wird Brunnen entnommen. Die Abwässer gehen ohne vorherige Reinigung in den Kanal. Nach den Angaben des Brauers soll sich die Menge des Bieres zu dem in dem Betriebe sich ansammelnden Spülwasser wie 1 : 10 verhalten. Ein Ausräumen von Schlamm aus dem Kanal soll noch nicht stattgefunden haben.

Am 28. Juni wurde die Besichtigung der gewerblichen Anlagen in Neustadt fortgesetzt. Die an der Bürgerwiese, an der Fortsetzung der Karl-Auguststraße gelegene Gasanstalt, der Thüringer Gas-Gesellschaft gehörend, leitet nur ihre Tagewässer in den offenen Graben. Das in der Fabrik gewonnene Ammoniakwasser wird gesammelt und zur weiteren Verarbeitung an andere Fabriken versandt. Längs der Gasanstalt führt der offene Graben, in welchen auch die Künzelsche Fabrik ihre Abwässer einleitet. In diesen Graben gehen die Abwässer der Gasanstalt. Eine Beeinflussung des Wassers des Grabens durch die Gasanstalt war indessen nicht wahrzunehmen.

Die in der Nähe der Gasanstalt belegene Kratzenfabrik von Adolf Seelemann & Söhne leitet nur ihre Kondenswässer in den Mühlgraben, welcher die von der Tuchfabrik von Kolesch herstammenden Abwässer mit sich führt.

Oberhalb der Stadt, nicht weit von dieser Kratzenfabrik entfernt, liegt die Maymühle von Besser. Angeblich sollte Besser beabsichtigen, einen Teich anzulegen, um den Mühlgraben aufzustauen und zur Spülung der Orla hieraus Wasser abgeben zu können. Schon damals am Tage der Besichtigung wurde die Ausführung dieses Planes als fraglich bezeichnet. Der Plan ist dann auch, soweit es bekannt geworden, bisher nicht zur Ausführung gekommen.

Das Wasser des offenen Kanals, in welchen die Abwässer von Künzel hineingegangen sind, sah blaugrau aus, war trübe und roch.

Da die Kratzenfabrik für den Betrieb ihrer Maschinen auf die Verwendung von sehr hartem Brunnenwasser angewiesen ist, so ist sie genötigt, dieses durch Zusatz von Soda weich zu machen. Das so gewonnene Abwasser geht wie schon erwähnt in den Mühlgraben und tritt von dort in die Gerbergasse ein. Nach Angabe des Fabrikbesitzers soll bei Westwind das Wasser den Fluß aufwärts zurückgestaut und so der in den Mühlgraben hineingelangende Schmutz der Gerbereien bis zu der Kratzenfabrik herangetrieben werden.

Gegenüber der Kratzenfabrik liegt das Neustädter Schützenhaus. Auch von hier gehen Abwässer in die Orla. Eine Verunreinigung des Mühlgrabens durch diese Abwässer war aber nicht wahrnehmbar.

Sodann wurde eine Reihe von Gerbereien und Lederfabriken besichtigt.

Die Lederfabrik von Gebr. Erhardt verarbeitet ostindische Häute und stellt Brandsohlenleder her. Das Wasser wird einem Brunnen entnommen, pro Tag etwa 45 cbm. Das Wasser wird gebraucht zum Weichen der Häute in Weichkästen und zum Spülen der gekalkten Häute. In der Woche werden etwa 300 Häute verarbeitet. Die rohen Häute verbleiben in den Weichkästen etwa 8 Tage, dann wird das Wasser abgelassen, im ganzen etwa 4 cbm. Beim Äschern der Häute wird nur wenig Abwasser gewonnen. Nach dem Äschern werden die Häute in den Weichkästen gespült, sodann geschabt und gebeizt und zwar mit Taubenmist. Zum Gerben wird Lohbrühe und zwar Fichten- und Eichenlohe, außerdem aber auch Quebracho verwendet. Die Lohbrühe wird immer wieder benutzt. Nennenswerte Mengen von Lohbrühe gehen daher nicht in die Orla. Die grüne Färbung, welche die Orla zeigte, soll angeblich nicht durch die Lohbrühe bedingt sein.

In dieser Fabrik waren fünf Reinigungsschächte, in welchen sich der Schlamm absetzte. Dieser wird von Zeit zu Zeit abgefahren und teils zu Dungzwecken verwendet. Die beim Schaben der Häute gewonnenen Abfälle gehen zur weiteren Verarbeitung in die Leimfabrik. Die Reinigungsschächte stehen durch ein Rohr mit dem Mühlgraben in Verbindung. Die Gruben waren erst kürzlich gereinigt. Das aus ihnen ablaufende Wasser war aber trübe und schmutzig.

Die Lederfabrik von Richard Kraner Söhne verarbeitet in der Woche etwa 200 Häute. Das für den Betrieb notwendige Wasser wird durch eine Rohrleitung einem Teich entnommen. Das Weichen der Häute findet in Weichkästen, nicht in der Orla statt. Das Weichwasser aber wird in die Orla abgeführt. Auch hier war eine Abflußgrube vorhanden, aus welcher der dort sich ablagernde Schlamm von Zeit zu Zeit entfernt wird.

Die darauf besichtigte Lederfabrik von Reinhold Wild verarbeitet ostindische Häute, Kipse. Auch hier findet das Weichen der Häute in Weichkästen statt. Angeblich soll zum Weichen bereits benutztes Wasser für diesen Zweck besser verwendbar sein als frisches Wasser. Jährlich werden hier etwa 3000—4000 Stück Häute verarbeitet. Die Abwässer gehen durch eine Sammelgrube und dann unmittelbar in die Orla.

In der Lederfabrik von Max Schneider werden auch ostindische Häute, Kipse, verarbeitet, 8000 Stück im Jahr. Das Weichen und Spülen findet auch hier in Weichkästen statt, nicht in der Orla. Das Wasser wird aus Teichen gewonnen. Die Abwässer gehen zunächst durch eine Senkgrube, die angeblich alle 14 Tage entleert wird. In dieser war am Tage der Besichtigung eine reichliche Menge Schlamm enthalten.

In der Schaffellgerberei von Friedrich Schneider werden nur Schaffelle vom Leipziger Schlachthofe verarbeitet, wöchentlich etwa 200 Stück. Zu ihrer Konservierung sind sie teils mit Naphthalin bestreut. Die Felle werden zunächst in einer Grube in fließendem Wasser geweicht. Das Wasser kommt aus einem Teich und geht, nachdem es einen Reinigungskasten durchflossen hat, seit 1901 durch einen Kanal in die Orla. Ein Nachweichen findet sodann in einer Grube statt. Hierauf werden die Felle in der Orla gewaschen, um die letzten Schmutzteile zu beseitigen, bisweilen, namentlich im Winter, findet das Spülen auch im Hause statt. Der Gerber klagte über großen Mangel an Wasser. Beim Äschern der Felle wird Kalkmilch, im Sommer auch Chlorkalk benutzt. Im Winter wird der Chlorkalk fortgelassen. Das Waschen der so behandelten Häute findet wiederum in der Orla statt. Die bei der weiteren Verarbeitung der so behandelten Felle gewonnene Gerberwolle geht zur weiteren Verarbeitung in die Tuchfabrik. Nachdem die Felle geäschert, gespült, geschabt, mit Taubenmist gebeizt und so fertig zubereitet sind, werden sie in die Lohbrühe gelegt, welche aus gewöhnlicher Lohe, Quebracho und Myrobalanen besteht. Das fertige Schafleder, das zu Schuhen, Galanteriewaren, Gürteln, Portefeuilles usw. verwendet werden soll, wird schließlich nach Bedarf gefärbt.

In der Lederfabrik von Alfred Kramer werden gleichfalls nur Schaffelle verarbeitet. Der Betrieb ist im allgemeinen derselbe, wie vorstehend angegeben. Die Schaffelle werden in der Orla gespült.

Die Lederfabrik von Arno Lange verarbeitet nur deutsche Lederhäute und stellt „Vache“ Leder für leichtere Lederwaren, Brandsohlen usw. her. Im Jahre werden 60000 Stück, meistens von Schlachthöfen stammende Häute verarbeitet. Die Fabrik steht in Verbindnng mit einer rheinischen Fabrik Gesell & Co. in Aachen, welche aus dem gleichen Leder Treibriemen herstellt. Die Häute, welche mit durch Petroleum denaturiertem Kochsalz gesalzen werden, werden zunächst in Gruben gewässert, dann dem Gerbeprozesse in gleicher Weise, wie in den anderen Gerbereien unterworfen. Als Gerbmittel dient Lohe, frisch und in Form von Extrakt. Das sehr harte Wasser, etwa 100 cbm täglich, wird einem Brunnen entnommen. Zum Äschern findet nur Kalk, nicht Schwefelnatrium Verwendung. Das Wasser geht nach einer Klärung in Senkgruben in die Orla.

Besichtigung von Pößneck.

Am 28. Juni 1904 wurde die örtliche Besichtigung in Pößneck fortgesetzt. An dieser Besichtigung nahmen außer den beiden Berichterstattern, dem Geheimen Regierungsrat Direktor Professor Dr. Paul und dem Geheimen Hofrat Professor Dr. Gärtner ferner teil:

Der Herzoglich Sachsen-Meiningensche Regierungsvertreter Landrat Mauer, Stadtbaurat Schönfelder und der leitende Arzt des städtischen Krankenhauses zu Pößneck Dr. Körner.

Zunächst wurde die Thalmannsche Tuchfabrik und die auf diesem Grundstück aufgestellten Kläranlagen besichtigt. Die Fabrik verarbeitet Rohwolle bis zum fertigen Tuch. Die Verarbeitung geschieht in derselben Weise, wie auch in den Tuchfabriken zu Neustadt. Zum Färben werden Alizarinblau, außerdem Anilinfarbstoffe, aber kein Indigo und keine Farbhölzer, ferner die üblichen Beizen verwendet. Die Fabrik beschäftigt 250 Arbeiter. Angeblich werden täglich 1000 cbm Wasser verbraucht. Die Abwässer wurden früher in Senkgruben gesammelt. Das Wasser sollte versickern, der Schlamm nach Bedarf ausgefahren werden.

Auf dem Grundstück dieser Fabrik war die Kläranlage, die an anderer Stelle eingehend besprochen ist, aufgestellt.

Sodann wurde die Flanellfabrik von Siegel & Schütze besichtigt, welche etwa 600 Arbeiter beschäftigt. Der Betrieb ist auch hier ähnlich, wie in der vorerwähnten Tuchfabrik. Es wird hier rohe Wolle auf fertige gefärbte Tuche verarbeitet. Das für den Betrieb nötige Wasser wird teils Brunnen, teils dem Bach entnommen. Der Brunnen bringt ein Wasser von 56 deutschen Härtegraden, das Wasser des Kötschau-Baches zeigt 32,9 Härtegrade. Der Verbrauch an Wasser soll pro Tag 1000 cbm betragen. Die Fabrikbesitzer behaupteten, auf dem Fabrikgrundstück keinen Platz für die Herstellung einer Kläranlage zu haben. Das Abwasser der Fabrik ist stark verschmutzt.

Hierauf wurde die Lederfabrik von Fischer und Albert besichtigt, in welcher nur deutsche Schaffelle verarbeitet werden. Die Fabrik beschäftigt 30—40 Leute. Der Fabrikationsgang ist der sonst auch übliche. Die fertigen Häute werden unter gleichzeitiger Verwendung der sonst angewandten Beizen auch mit Anilinfarbstoffen gefärbt. Die Abwässer gehen durch eine Kläranlage in den Mühlgraben. Angeblich wird der Schlamm aus den Gruben wöchentlich einmal, am Montag, ausgehoben. Das Wasser lief am Tage der Besichtigung stark verunreinigt ab.

In der Lacklederfabrik von Brüderlein werden inländische Rind- und Schafhäute verarbeitet. Auch hier war eine, aber unzureichende Kläranlage vorhanden. Täglich werden etwa 50—60 cbm Wasser verbraucht. Das Lackieren der fertig zubereiteten Felle finden in anderen Räumen wie die sonstigen Verarbeitungen statt.

Zum Schluß wurde noch die Rosebrauerei, Inhaber Richard Wagner, besichtigt, welche seit etwa 40 Jahren besteht und etwa 18000 hl Bier jährlich herstellt. Die Menge des Abwassers, das nach Angabe des Brauereibesitzers nicht erheblich verunreinigt sein sollte, soll etwa 180000 hl im Jahre betragen. Die Hefe wird abgefahren. Das Wasser wird durch eigene Leitung einer Quelle entnommen.

Abends fand eine Besprechung darüber statt, an welchen Stellen demnächst Proben von Wasser und Schlamm zu entnehmen und welche Untersuchungen vorbehaltlich etwaiger weiterer Änderungen durchzuführen seien. In bezug hierauf wurde vorläufig vereinbart, es sollten Proben entnommen werden

a) in Neustadt

1. aus der Orla oberhalb der Tuchfabrik von Kolesch,
2. aus dem Mühlgraben oberhalb der Stadt,
3. beim Einlauf der Fabrikabwässer in den offenen Graben oberhalb der Gasanstalt,

4. vor der Nicolsbrücke Mischwasser der Orla,
5. Gerbereiabwässer an dieser Brücke,
6. aus dem städtischen Kanal längs der Orla,
7. aus den 2 städtischen Ablaßkanälen,
8. am Mühlbach unterhalb der letzten Mühle,
9. 50—100 m unterhalb der Straße nach Roda aus der Orla.

Ferner sollten Proben aus der Orla entnommen werden bei:

Neunhofen, Rehmen, Köstitz, Opitz, ferner zwischen Jüdewein und Köstitz aus der Kötschau unterhalb des städtischen Kanals.

Eine Schlammuntersuchung sollte mit den unterhalb Neustadt von der Orla abgelagerten Schlammbänken vorgenommen werden.

In bezug auf die im einzelnen auszuführenden Bestimmungen einigte man sich dahin, daß zu bestimmen seien:

a) Sauerstoffzehrung an Ort und Stelle,
b) organische Stoffe mittels Kaliumpermanganat,
c) suspendierte Stoffe,
d) der Gesamtrückstand,
e) der Glührückstand.

Inbezug auf die Bestimmung der Stickstoffverbindungen, Bestimmung der gesamten Menge der Stickstoffverbindungen, des Ammoniaks, der salpetrigen Säure und der Salpetersäure, sowie auch des Chlors wurde weitere Entschließung noch vorbehalten.

Diese Beschlüsse sind dann später in einzelnen Punkten abgeändert und ergänzt worden.

Am 29. Juni vormittags wurde zunächst eine Besichtigung der Schokoladenfabrik von Berger vorgenommen, unter Leitung des Mitbesitzers Dr. Prell. Die Fabrik entnimmt das für ihren Betrieb nötige Wasser einem Brunnen. Täglich werden etwa 500 cbm Kondenswasser gewonnen. Die Fabrik hat eine Kläranlage, deren Wasser für den Gebrauch der Kessel und zum Spülen verwendet wird, außerdem einen Kühlturm und Kühlteich für die Kondensabwässer.

Eigentlich schmutzige Abwässer liefert die Fabrik nicht, wie die Besichtigung zeigte. Darum scheidet diese Fabrik auch aus den ferneren Erörterungen aus.

Sodann wurde die Flanell- und Tuchfabrik von F. G. Rostner besichtigt, in welcher 150 Arbeiter beschäftigt sind. In dieser Fabrik wird rohe Wolle, auch Gerberwolle bis zum fertigen Tuch verarbeitet. Auf dem Fabrikgrundstück waren drei in ihrer Wirkung aber ungenügende Kläranlagen vorhanden, aus denen schmutziges, milchig getrübtes Wasser ablief. Das Abwasser fließt in den kanalisierten Bach, der städtischerseits als Regenauslaß benutzt wird und bei der Fabrik von Siegel & Schütze in die Kötschau geht. Angeblich sollen diese drei Kläranlagen alle acht Tage gereinigt werden. Am Tage der Besichtigung zeigte aber schon die zweite Klärgrube eine starke Schlammablagerung. Auch die dritte Grube war verschlammt. Jede dieser Gruben war 1,15 m lang und 2,25 m breit, sowie 2 m tief. Jedenfalls erwies sich aber diese Reinigungsvorrichtung als völlig unzureichend.

Die Tuch- und Flanellfabrik von Fischer & Seige beschäftigt 420 Arbeiter. Wollwäscherei findet hier nicht statt, wohl aber entstehen Abwässer bei der Wollwalkerei. Das Wasser wird einem Brunnen entnommen, angeblich 250 cbm pro Tag. Die Abwässer gehen durch Senkgruben in den Kanal, der angeblich mit drei Sieben versehen sein soll, und dann in die Kötschau. Am Tage der Besichtigung waren die Bassins infolge eines früher stattgehabten Brandes noch verschüttet.

Darauf wurde noch eine Anzahl von Gerbereien besichtigt. Zunächst die Gerberei von Diesel und Weiser. In dieser Gerberei werden nur deutsche Häute aus Schlachthöfen, im Jahre etwa 15 000 Rindshäute, verarbeitet und zwar findet hier Chromgerberei zur Herstellung von Oberleder und von Treibriemen statt. Das für den Betrieb nötige Wasser wird Brunnen entnommen. Für Weichzwecke wird auch Bachwasser benutzt. Der Gerbereibesitzer klagte über den herrschenden Wassermangel. Das Weichen findet in Weichkästen statt. Die Abwässer gehen durch drei Klärgruben und werden dann in die unmittelbar an dem Grundstück vorbeifließende Kötschau abgelassen, welche hier aufgestaut und etwa alle acht Tage abgelassen wird. In der Chromgerberei finden Tran, Alaun und Kaliumbichromat Verwendung. Die gegerbten Felle werden mit Antichlor behandelt. Das aus einem Weichkasten abgelassene Wasser sah schmutzig graugrün und trübe aus, ging aber direkt in die Kötschau. Auch hier war also die Reinigung der Abwässer vollständig unzureichend.

Es wurde nun die Lederfabrik von R. Weithase & Co. besichtigt, ein nur kleiner Betrieb. Hier findet eine Gerberei roher Häute nicht statt, sondern die bereits anderweitig vorgerichteten Häute werden nur noch mit Sumach behandelt und gefärbt. Es werden hier feine Wagenleder und Lackleder hergestellt. Die Abwässer werden in eine Senkgrube geleitet und gehen dann in einen Kanal. Das Abwasser sah trübe und braun aus. Von einer ausreichenden Reinigung kann daher hier nicht die Rede sein.

Die darauf besichtigte Lederfabrik von Scheller legt angeblich den Betrieb wegen Wassermangels nieder. Früher sollen hier acht Arbeiter außer dem Besitzer und seinem Sohn beschäftigt und 200 Kalbfelle die Woche verarbeitet worden sein. Auch hier wurden die Abwässer nach einer unzureichenden Klärung unmittelbar in die Kötschau geleitet.

Die Gerberei von Gebr. Schmeißer beschäftigt nur zwei Arbeiter und verarbeitet 100—150 ostindische Häute in der Woche. Das Weichen geschieht mit Bachwasser und, wenn das Bachwasser stark verunreinigt und daher unbrauchbar ist, in Weichkästen. Die Abwässer gehen auch hier unmittelbar in die Kötschau. Die Klärbecken sollen angeblich jeden Sonnabend entleert werden.

Schließlich wurde noch der Auslauf des städtischen Hauptkanals in die Kötschau unterhalb Jüdewein besichtigt. Das hier austretende Wasser erwies sich als trübe, jedoch nicht hochgradig verschmutzt.

Am 30. Juni wurde die Besichtigung von Pößneck aus die Orla abwärts fortgesetzt. An dieser Besichtigung nahmen außer dem Berichterstatter und dem Geheimen Regierungsrat Professor Dr. Paul als Vertreter der Herzoglich Sachsen-Altenburgischen Regierung teil: die Herren Landrat von Kropft, Regierungsrat Oberländer und Baurat

Schierholz. Nachdem die Kommission in Schweinitz zusammengetroffen war, wurde die Besichtigung der Strecke bis Freienorla auf der zum größten Teil unmittelbar neben der Orla sich hinziehenden Landstraße teils zu Fuß, teils zu Wagen fortgesetzt.

Das Wasser der Orla bei Schweinitz war stark verschmutzt. Vor der noch auf weimarischem Gebiet auf halbem Wege zwischen Schweinitz und Kl. Dembach liegenden Maßenmühle war das Wasser aufgestaut und zeigte sich auch hier stark verschmutzt. Erhebliche Mengen von Schwimmstoffen zeigten sich in dem Wasser und Gasblasen stiegen auf.

Die Maßenmühle vermahlt ausländischen Kaolin, Flußspat, Feldspat und Sand für die Contasche Porzellanfabrik zu Pößneck. Das in diesem Betriebe gewonnene Abwasser wird erst nach erfolgter Klärung zur Orla abgelassen und führt dieser daher keine Verunreinigungen zu.

Unterhalb der Maßenmühle befindet sich an der Orla ein Ablaufkanal für Hochwasser. Am Tage der Besichtigung war der Wasserstand der Orla nicht hoch.

In Kl. Dembach führt eine Brücke über die Orla. Das Wasser hat hier wie auch bei Schweinitz einen ziemlich schnellen Lauf, war aber gleichfalls noch stark verschmutzt, wenn auch ein unangenehmer Geruch in erheblichem Maße nicht wahrzunehmen war.

Von Kl. Dembach aus wurde die westlich des Ortes an dem toten Arm der Orla belegene Stätte, die zum Verscharren des an Milzbrand gefallenen Viehs dient, besichtigt. Infolge der mehrfach erhobenen Beschwerden über die allzugeringe Entfernung dieses Platzes von der hieran unmittelbar vorüberführenden Landstraße war diese bereits um 2 Meter weiter westlich gerückt worden. Indessen ist auch jetzt noch die Entfernung der mit einer Umzäunung umgebenen Begräbnisstätte von dem öffentlichen Zwecken dienenden Wege so gering, daß die Beschwerden über die unzweckmäßige Lage dieses Platzes nicht unberücksichtigt erscheinen dürften.

Ferner wurde der im halbkreisförmigen Bogen westlich um Kl. Dembach sich herumziehende tote Arm der Orla besichtigt und festgestellt, daß dieser Arm beim Stauen des Wassers oder bei Hochwasser sich gleichfalls füllen muß. Auf diese Weise etwa in den toten Orlaarm hineingelangende Schmutzstoffe müßten allmählich eine völlige Verschmutzung des Flußbettes herbeiführen. Tatsächlich sah auch das Wasser nicht rein aus.

Zwischen Kl. Dembach und Langenorla liegt Seiferts Mühle, die gleichfalls ein Stauwehr hat. Ebenso befindet sich in Langenorla, einem altenburgischem Dorf von 296 Einwohnern, vor der dort befindlichen Holzschneidemühle ein Stauwehr. Das Wasser zeigte hier eine schmutzig blaugraue Farbe, entwickelte Gasblasen und roch unangenehm. Das Rittergut und Schloß Langenorla wird im halbkreisförmigen Bogen von der Orla umflossen und hat, wie die Besichtigung zeigte, infolge seiner Lage, namentlich in der heißen Jahreszeit außerordentlich unter den Geruchsbelästigungen durch die Orla zu leiden.

Infolge der hier vor einigen Jahren beobachteten Typhusepidemie waren damals 20 im Überschwemmungsgebiet der Orla liegende Brunnen geschlossen und mit Warnungstafeln versehen worden. Indessen gewann man bei der Besichtigung den

Eindruck, als wenn das noch bestehende Verbot der Benutzung dieser Brunnen nicht immer mehr ganz strenge innegehalten würde.

In Freienorla, einem Dorf von 200 Einwohnern, befindet sich eine Porzellanfabrik. Vor dieser Fabrik ist wiederum ein Stau vorhanden. Das Wasser sah hier sehr stark verschmutzt aus. Ein besonderer Geruch war am Tage der Besichtigung zunächst nicht wahrzunehmen. Allerdings war es in der Nacht vor der Besichtigung sehr kalt gewesen. Als dann aber das Wehr gezogen wurde und hierdurch der im Flußbett abgelagerte Schlamm aufgewühlt wurde, machte sich der Geruch der faulenden Schlammmassen in sehr unangenehmer Weise bemerkbar. Der Besitzer der Fabrik, dessen Wohnhaus unmittelbar an der Orla gelegen ist, klagte sehr über die Geruchsbelästigungen, denen er namentlich in der warmen Jahreszeit ausgesetzt sei, und die sich besonders bemerkbar machten, so oft und so bald die Wehre gezogen werden müßten. Die aus der Orla oberhalb der Fabrik andauernd aufsteigenden Gasblasen zeigten deutlich, daß sich dort Fäulnisvorgänge abspielten. Jedenfalls wies die Orla an dieser Stelle einen erheblich höheren Grad der Verschmutzung auf als an ihrem oberen Lauf bis nach Schweinitz hin, ein Umstand, der wohl dadurch mit bedingt sein mag, daß nur selten eine Räumung des Flußbettes hier stattfindet.

Schließlich begab sich die Kommission an die Einmündung der Orla in die Saale. Die Orla ist hier 4 bis 5 Meter breit und etwa $^1/_2$ Meter tief. Das Wasser war schmutzig trübe. Gerüche waren nicht wahrzunehmen. Allerdings war es am Tage der Besichtigung ganz windstill. Die Strömungsgeschwindigkeit der Orla wurde von den Ortskundigen hier zu etwa 40 Meter in der Minute angegeben. An der rechten Seite der Saale, an der die Orla in die Saale einmündet, hob sich auf eine Entfernung von etwa 50 Meter hin noch deutlich die Orla als dunkler Streifen von dem übrigen Flußlauf ab. Übrigens aber wurden am Tage der Besichtigung schon 30 bis 40 Meter von der Einmündung der Orla entfernt Fische in der Saale wahrgenommen.

Nach Schluß der Besichtigung am 30. Juni kehrte die Kommission nach Pößneck zurück und beschloß die Begehung der Orla am 1. Juli mit einer Besichtigung der Orla aufwärts von Köstitz bis Neustadt. An der Begehung nahmen der Großherzoglich Sachsen-Weimarische Bezirksdirektor Stichling, der Herzoglich Sachsen-Altenburgische Landrat von Kropff, der Herzoglich Sachsen-Meiningensche Landrat Mauer, der Landbaumeister Lehmann, der Baurat Schierholz, Geheimer Regierungsrat Direktor Dr. Paul und der Berichterstatter teil. Die Kommission begab sich von Pößneck aus zunächst nach Köstitz und von hier durch die Wiesen die Orla entlang nach Rehmen. Das Wasser der Orla war trübe, aber nicht stark verschmutzt, Gerüche waren nicht wahrzunehmen. Allerdings war es an diesem Tage zunächst, morgens 9 Uhr, mäßig warm, der Himmel bedeckt und kein Wind. Später klärte sich der Himmel auf und es wurde gegen Mittag sehr heiß. In Rehmen sollen nach Angabe Ortseingesessener Fische, wenn auch in geringer Menge, vorkommen. Dort ist eine Mühle mit einem Stauwehr. Auf Veranlassung der Kommission wurde das Wehr der hier nach vorhergehender Teilung in zwei Arme wieder vereinigten Orla gezogen und dadurch eine erhebliche Menge des im Flußbett abgelagerten Schlammes aufgerührt. Das trübe und schmutzig ablaufende Wasser zeigte einen sehr unangenehmen Geruch. Nach Aussage von Einwohnern sollen hier wiederholt Milzbrandfälle vorgekommen sein.

Auch an dem in Rehmen belegenen Sägewerk Tittelbach, wo Holzschliff hergestellt wird, ist ein Stauwehr vorhanden. Auch hier wurde beim Aufziehen des Wehrs Schlamm aufgerührt. Der Fabrikbesitzer klagte über die immer schlimmer werdenden Geruchsbelästigungen, die sich besonders beim höherem Wasserstande bemerkbar machten. Angeblich werde die Orla (der Mühlgraben) zweimal im Jahr ausgeräumt und vom Schlamm befreit.

Oberhalb des Wehrs war das Wasser klar, der Grund des Flußbettes zum Teil mit Steinen bedeckt. Hier wurden auch kleine Fische im Wasser beobachtet. Die Fischerei soll hier gegen eine jährliche Pachtsumme von 10 Mark verpachtet sein.

Zwischen Rehmen und Oppurg war das Wasser klar, teilweise mit Schilf bewachsen.

Die in Oppurg befindliche Mühle hat kein Stauwehr. Das Wasser sah hier aber sehr trübe und schmutzig aus. Dieser Zustand änderte sich bis Kolba nicht weiter.

Hinter Kolba entfernt sich die Orla von der Landstraße und läuft bis kurz vor Neunhofen am Eisenbahndamm entlang. Hier liegen an der Orla verschiedene Tuchfabriken und Mühlen.

In der Geisslerschen Tuchfabrik, zu Laussnitz gehörend, wurde Tuch für die Pianofortefabrikation grün gefärbt. Die Abwässer gehen in die Orla. Die hier befindliche Oswaldsche Spinnerei arbeitet für Pößnecker Fabriken. In dem Eisenhammer und im Kupferhammer wird gleichfalls Spinnerei betrieben. Jede dieser Spinnereien verarbeitet etwa 500 bis 600 Zentner Wollgarn im Jahr.

Die Verschmutzung der Orla, die Menge des Schlammes und die üblen Gerüche nehmen immer mehr zu, je weiter man sich Neustadt nähert. Nach Aussage des Besitzers des Kupferhammers sollen aus dem dort befindlichen Teich jährlich etwa 100 Fuhren Schlamm herausgeholt werden.

Die Harrasmühle ist eine Getreide- und Sägemühle. Auch hier wurde sehr über die Verschmutzung der Orla und die dadurch bedingten Geruchsbelästigungen geklagt. Die Berechtigung zu diesen Klagen mußte nach dem Ergebnis der Besichtigung anerkannt werden. Eine Benutzung des Orlawassers zu irgendwelchen häuslichen oder gewerblichen Zwecken erscheint bei dem hohen Grade der hier angetroffenen Verschmutzung ausgeschlossen und es erscheint glaubwürdig, daß die Geruchsbelästigungen besonders an heißen Tagen oft unerträglich sind. Diese Belästigungen sind bei der Harrasmühle auch deswegen um so störender, als hier eine Gastwirtschaft betrieben wird und man in Rücksicht auf die landschaftlich anziehende Lage versucht hat, eine Sommerfrische zu errichten.

Das allgemeine Bild ändert sich nun bis Neunhofen und bis vor die Tore von Neustadt nicht wesentlich mehr. Überall zeigten sich die erheblichen Schlammablagerungen, die erhebliche Verschmutzung des Wassers und die Geruchsbelästigungen, wenn auch die letzteren je nach der Witterung und der wechselnden von der Orla mitgeführten Wassermenge verschieden stark empfunden werden mögen.

Hiermit erreichte die erste Ortsbesichtigung ihr Ende. Sie hatte bezweckt, zunächst einen Überblick üder die örtlichen Verhältnisse an der Orla und Kötschau im allgemeinen zu geben und dadurch eine zweite Besichtigung, bei welcher Wasser- und Schlammproben entnommen werden sollten, vorzubereiten.

Die zweite Ortsbesichtigung des Orlagebietes begann am 2. September 1904, an welchem Tage die Kommissare in Orlamünde an der Saale zusammentrafen. An der Besichtigung beteiligten sich außer den beiden Berichterstattern der Geheime Regierungsrat Direktor Dr. Paul und der wissenschaftliche Hilfsarbeiter im Kaiserlichen Gesundheitsamte Dr. Pleissner. Es wurde beschlossen, die Besichtigung von Orlamünde aus zu beginnen und die Begehung der Orla flußaufwärts vorzunehmen, hierbei auch die für die weitere Untersuchung nötigen Wasser- und Schlammproben zu entnehmen. Die Ergebnisse dieser Untersuchungen finden sich in den Tabellen A und D zusammengestellt.

Besichtigung der Orla von ihrer Einmündung in die Saale bis zum Einfluß der Kötschau in die Orla.

Das Wetter war am ersten Tage der Besichtigung (Nachmittag) kühl und neblig. In der Nacht hatte es stark geregnet.

Bei Orlamünde führt eine Brücke über die Saale. Von dieser Brücke aus wurde eine Wasserprobe aus der von oben her dunkelbraun aussehenden Saale entnommen (vergl. Probe 19 a). Das Wasser ergab einen Abdampfrückstand von 494 mg, einen Glühverlust von 185 mg und 5,2 mg Sauerstoff, sowie 48 mg Chlor im Liter. Ammoniak war in kleiner Menge vorhanden, Salpetrige Säure, Salpetersäure und Schwefelwasserstoff fehlten. Die Temperatur betrug 16,9^0. Sodann begab sich die Kommission zur Mündung der Orla, um die Stelle zu vereinbaren, an welcher am folgenden Tage eine Entnahme von Proben aus der Saale stattfinden sollte, wofür an diesem Tage die Zeit schon zu weit vorgeschritten war.

Auch am folgenden Morgen, den 3. September, war das Wetter kühl und neblig. Während der Nacht war starker Regen gefallen. Die Entnahme einer Wasserprobe aus der Saale von der Brücke bei Orlamünde aus wurde wiederholt (vergl. Probe 19 b). Das Wasser ergab einen Abdampfrückstand von 396 mg, einen Glühverlust von 163 mg, 4,6 mg Sauerstoff im Liter, eine Oxydierbarkeit (Sauerstoff in mg im Liter) von 54,8 und 48 mg Chlor im Liter.

Sodann wurde eine Wasserprobe aus der Orla 150 m oberhalb ihrer Einmündung in die Saale entnommen; Temperatur des Wassers 15,5^0. Die Farbe des Wassers war bläulich und grau, der Wasserstand normal (vergl. Probe Nr. 16). Das Wasser gab einen Abdampfrückstand von 490 mg und einen Glühverlust von 170 mg; ferner 1,5 mg Sauerstoff im Liter, sowie reichliche Mengen von Ammoniak. Salpetrige Säure, Salpetersäure und Schwefelwasserstoff fehlten.

Ferner wurde an derselben Stelle eine Schlammprobe entnommen, wobei sich eine starke Gasentwickelung zeigte. Der Schlamm zeigte sehr unangenehmen Geruch. Jedoch ließ sich Schwefelwasserstoff durch Prüfung mit Bleipapier nur in geringer Menge nachweisen. Die Aschenbestimmung ergab 74,5 % Asche, darin außer Eisen, Tonerde und Kalk auch Chrom. Ferner wurden in dem getrockneten Schlamm 5 % Fett ermittelt.

Von der Mündung der Orla begab sich die Kommission darauf nach dem etwa 3 km flußabwärts der Orlamündung am rechten Ufer der Saale belegenen Dorf Kl. Eutersdorf, gegenüber dem Dorf Gr. Eutersdorf. Zwischen beiden Orten kann der Verkehr durch ein Fährboot vermittelt werden. Das Wetter hatte sich aufgehellt, (mittags 12 Uhr), die Sonne schien und stach ein wenig. Es wehte ein leichter Wind. Eine Geruchsbelästigung war nicht wahrzunehmen. Es wurde hier eine Wasserprobe am rechten Ufer der Saale bei Kl. Eutersdorf (Probe Nr. 20 a) und eine Probe vom linken Ufer der Saale bei Gr. Eutersdorf (Probe Nr. 20 b) vom Fährschiff aus entnommen. Temperatur des Wassers 18,5°. Der Wasserstand der Saale sollte nach Angabe des Fährmannes zur Zeit niedrig sein.

Das am rechten Ufer der Saale entnommene Wasser ergab einen Abdampfrückstand von 448 mg, einen Glühverlust von 184 mg, 3,6 mg gelösten Sauerstoff, eine Oxydierbarkeit von 55 mg Sauerstoff im Liter, ferner 17 mg Chlor im Liter und Spuren von Ammoniak.

Das am linken Ufer der Saale entnommene Wasser zeigte einen Abdampfrückstand von 434 mg, einen Glühverlust von 172 mg, 3,7 mg gelösten Sauerstoff, eine Oxydierbarkeit von 56,5 mg Sauerstoff im Liter, 16 mg Chlor im Liter und Spuren von Ammoniak.

Man konnte beobachten, wie die Orla sich auf eine weite Strecke hin mit der Saale nicht mischte, eine Beobachtung, die auch früher schon gemacht worden war.

Nachmittags wurde die Porzellanfabrik in Freienorla besichtigt. Es war inzwischen starker Regen eingetreten. Bei der Fabrik wurden die Schützen gezogen, und es bot sich hier wieder dasselbe Bild wie bei der ersten Besichtigung im Juni. Durch das Ablassen des aufgestauten Wassers wurde der am Boden der Orla abgelagerte Schlamm aufgerührt, es zeigte sich eine lebhafte Gasentwickelung und das mit den dichten Schlammassen vermischte stark schmutzige Wasser stürzte unter Entwickelung eines sehr unangenehmen Geruches das Wehr hinunter. Hier wurde eine Probe entnommen (Probe Nr. 15). Das Wasser ergab 450 mg Abdampfrückstand, 110 mg Glühverlust, 4,3 mg gelösten Sauerstoff und enthielt reichliche Mengen von Schwefelwasserstoff.

Die Kommission begab sich darauf im Wagen über Langenorla bei weiter strömendem Regen nach Kl. Dembach. Von der im Dorf befindlichen Brücke aus konnte eine Probe wegen des zu niedrigen Wasserstandes nicht entnommen werden. Deshalb wurde eine Wasserprobe bei der am oberen Teil des Dorfes gelegenen Mühle entnommen, und zwar vor den gezogenen Schützen. Auch hier floß das Wasser stark verschmutzt ab und zeigte einen ebenso unangenehmen Geruch wie das Wasser bei der Porzellanfabrik in Freienorla (Probe Nr. 14). Das Wasser ergab 670 mg Abdampfrückstand, einen Glühverlust von 155 mg, 35 mg Chlor, reichliche Mengen von Ammoniak und Schwefelwasserstoff.

Die nächste Probe wurde von der in Köstitz befindlichen Brücke aus entnommen. Das Wasser sah grau und schmutzig aus (Probe Nr. 13). Es ergab einen Abdampfrückstand von 695 mg, einen Glühverlust von 470 mg, 0,2 mg gelösten Sauerstoff im Liter, ferner 18 mg Chlor im Liter und Schwefelwasserstoff und Ammoniak. Temperatur 19°. Der Regen hatte ziemlich aufgehört. Die Bewohner von Köstitz führten Klage über die Geruchsbelästigungen durch die Kötschau und über Verluste, die sie durch Milzbrandfälle unter dem Vieh erlitten hätten.

Sodann begab die Kommission sich nach Pößneck. Abends gegen 10 Uhr wurde die Kötschau innerhalb der Stadt noch einmal begangen, weil behauptet war, Sonnabend gegen 10 Uhr entleerten einzelne Gerbereien ihre Weichkästen in die Kötschau. Es wurde aber festgestellt, daß die Kötschau fast wasserleer war und sich kein unangenehmer Geruch bemerkbar machte.

Am folgenden Tage, Sonntag, den 4. September, fand nur eine Besprechung über den weiteren Gang der Besichtigung statt.

Am 5. September früh wurde eine Probe aus der Kötschau unterhalb der Gasfabrik entnommen (Probe Nr. 12 a), und die Menge des hier gelösten Sauerstoffes zu 0,7 mg im Liter bestimmt. Die Oxydierbarkeit betrug 16,5 mg Sauerstoff für den Liter. Das Wasser war grau, mit Blasen bedeckt und schlammig. Das Wetter war kühl und neblig. Temperatur 13,6°.

Ferner wurde dort eine Schlammprobe entnommen, in welcher 86,5 % Asche und darin Arsen und Chrom nachgewiesen wurden, außerdem 1,5 % Fett.

Sodann fand unter Führung des Stadtbaumeisters Schönfelder eine Begehung der Kötschau flußaufwärts bis zu dem in Oepitz, bereits auf preußischem Gebiete belegenen Sägewerk des Schumann statt. Von der Sägemühle gehen verunreinigte Wässer nicht in die Kötschau. Das Wasser wird gelegentlich gestaut, aber nur zur Speisung der Dampfkessel verwendet. Das Wasser war ziemlich klar, schwach grau gefärbt. Es fließt ziemlich schnell. Es wurde hier eine Wasserprobe und eine Probe des Schlammes aus dem Flußbett entnommen. Temperatur 11,5° (Probe Nr. 9). In dem Wasser wurde die Menge des gelösten Sauerstoffs zu 6 mg im Liter bestimmt. Die Oxydierbarkeit betrug 2,2 mg Sauerstoff für den Liter. Der Schlamm enthielt 85,7 % Asche, darin Eisen, Tonerde, Kalk; Fett konnte nicht nachgewiesen werden.

Die Kötschau wurde dann stromabwärts von Oepitz bis zu ihrem Eintritt in Pößnecker Gebiet nochmals besichtigt, und es wurde festgestellt, daß die Kötschau ohne sichtbare Verunreinigungen in die Stadt eintritt.

Kurz vorher nimmt die Kötschau den von Westen herkommenden Schlettweiner Bach auf. An diesem liegt die Gipsfabrik von F. F. Schmidt. Auch diese wurde von der Kommission besucht. Hier wird das zwar harte, im übrigen aber reine Wasser zum Gebrauch für die Dampfkessel nach Bedarf gestaut. Verunreinigungen erheblicher Art gehen von der Gipsfabrik nicht in den Bach. Die Kötschau wird daher im allgemeinen durch den Schlettweiner Bach nicht ungünstig beeinflußt werden. Das Wasser des Schlettweiner Bachs (Probe Nr. 10) enthielt 7 mg Sauerstoff im Liter und hatte eine Oxydierbarkeit von 4,5 mg Sauerstoffverbrauch für den Liter.

Vor den Toren von Pößneck liegt die Lederfabrik von Albert und Fischer, die gleichfalls besichtigt wurde. Die abgesonderte Lage der Fabrik würde eine besondere Zuleitung zu einer zentralen Reinigungsanlage bedingen, aber einen Anschluß doch nicht unmöglich erscheinen lassen.

Es wurde sodann die Kötschau bei der Fabrik von Brüderlein, in der Nähe der

Eisengießerei von Gebrüder Prager besichtigt. Der Bach hatte an dieser Stelle bereits die Abwässer der Lederfabrik von Albert und Fischer aufgenommen. Der Bach sah trübe und graubraun gefärbt aus, zeigte aber keinen Geruch. Temperatur 14,5° (Probe Nr. 11). Das Wasser hatte einen Sauerstoffgehalt von 5,6 mg pro Liter und zeigte eine Oxydierbarkeit von 5,4 mg Sauerstoffverbrauch für den Liter. Nach Aussage eines dort im Bach seine Felle spülenden Mannes sollen in der Kötschau auch hier noch Fische (Forellen, Hechte, Barsche) vorgekommen sein. Jetzt fänden sie sich nur noch vereinzelt. Übrigens war in Oepitz bei der Besichtigung ein Fischkasten in der Kötschau beobachtet worden. Nachdem die Berichterstatter sich mittags noch dem Bürgermeister von Pößneck vorgestellt hatten, wurde nachmittags die Stelle des Auslaufes des städtischen Abwasserkanales in die Kötschau aufgesucht. Es wurde hier am Tage der Besichtigung der Austritt von Abwässern nicht beobachtet. Temperatur 21,8°. Die Untersuchungsprobe wurde schließlich bei Köstitz nach dem Zusammenfluß der Orla und der Kötschau aus der Orla entnommen. Schlammprobe ergab 96 % Asche, darin Arsen und Chrom, aber nur Spuren von Fett. Das Wasser der Kötschau sah trübe und graublau aus.

Da die Möglichkeit zu berücksichtigen war, daß die in der Saale unterhalb der Einmündung der Orla beobachteten Verunreinigungen und Schädigungen der Fischerei zum Teil auch auf die Abwässer zurückzuführen seien, welche aus dem städtischen Kanalrohr zu Rudolstadt, aus einer dort gelegenen Gerberei, und aus der zu Schwarza gelegenen Papierzellstoffabrik stammten, so war nach vorhergehender Verständigung mit der Fürstlich Schwarzburg-Rudolstädtischen Regierung auch eine Besichtigung der genannten beiden Orte und eine Besichtigung des zwischen ihnen gelegenen Teiles der Saale beschlossen.

Am 6. September begab sich die Kommission daher zunächst nach Schwarza an der Saale und besichtigte dort die seit dem Jahre 1888 bestehende Schwarzburger Papierzellstofffabrik unter Führung des Fürstlich Schwarzburg-Rudolstädtischen Geheimen Baurats Brecht, des Direktors der Fabrik Zudt und des Betriebsleiters.

Die Fabrik verarbeitet meist Fichtenholz aus der Umgegend, aber auch aus Oberschlesien und Böhmen. Die Herstellung des Papierzellstoffs geschieht nach dem Mitscherlichschen Verfahren durch Erhitzen des Holzes mit schwefligsaurem Kalk. Dieser wird durch Verbrennen von sizilianischem Schwefel (60000 bis 70000 kg monatlich) in Öfen und Auffangen des entstandenen Schwefeldioxyds in Kalkmilch gewonnen. Das Erhitzen des Holzes geschieht in Kochern von etwa 40 Kubikmetern Rauminhalt unter Druck (3 Atmosphären) auf 128°, während einer Dauer von etwa 24 bis 30 Stunden. Das Gebrauchswasser, etwa 2000 Kubikmeter in 24 Stunden, entnimmt die Fabrik der Saale, es wird zunächst in großen Kläranlagen durch Sandfilter gereinigt. Die beim Entleeren der Kocher gewonnenen Abwässer, deren Menge annähernd ebenso groß wie die des der Saale entnommenen Wassers ist, werden in ein großes Bassin geleitet. Hier soll sich angeblich nur wenig Schlamm absetzen. Schließlich werden die Abwässer aus dieser Grube an der Grenze des Fabrikgrundstückes in die Saale abgeleitet.

Unterhalb der Papierzellstofffabrik zeigten sich große Vließe von grauen Pilzwucherungen, die oberhalb der Fabrik überhaupt nicht vorhanden waren. Nach den auch anderwärts gemachten Erfahrungen sind sie zweifellos mit den Abwässern der Papierzellstofffabrik in einen ursächlichen Zusammenhang zu bringen.

Nach einer biologischen Prüfung mehrerer von dem Wehre abgelöster Proben von Pilzrasen durch den Kustos am botanischen Institut der Technischen Hochschule in Dresden, Dr. Schaler, bestanden diese der Hauptsache nach aus Knorpelkrusten von Nectria moschata (Fusarium aquaeductum) und Vließen von Sphaerotilus natans; daneben fanden sich noch Oscillatorien, Diatomeen, Synedra ulna, Scenedesmus quadricauda.

Unterhalb dieser Fabrik befindet sich an der Saale noch eine Holzschleiferei, die jedoch zur Zeit der Besichtigung nicht im Betrieb war.

In der Nähe dieser Holzschleiferei war ein Wehr, dessen Holzbeschlag gleichfalls mit teils rosa, teils grau oder schwarz gefärbten Pilzrasen und kurzen Zotten überzogen war. Weiter abwärts verschwinden die Pilzwucherungen wieder.

Nach Beendigung dieser Besichtigung begab die Kommission sich nach Rudolstadt und besichtigte hier die an der Saale am nördlichen Ende der Stadt belegene Gerberei von Jünsch. In dieser Gerberei wird Oberleder hergestellt. Es werden wöchentlich etwa 600 bis 800 ostindische Häute (Kipse) verarbeitet. Das Einweichen und Spülen der Häute geschieht in der Saale. Die Verarbeitung geht hier im übrigen in gleicher Weise vor sich wie in den Gerbereien zu Neustadt und Pößneck.

Die aus dieser Gerberei stammenden Verunreinigungen sind aber nicht die einzigen, welche der Saale zugeführt werden. Etwa 200 m oberhalb der Gerberei mündet der untere Ausfluß der städtischen Abwässer in die Saale.

Am Tage der Besichtigung (6. September 1904) zeigte sich nun die Saale an der unteren Einmündungsstelle des Städtischen Abwasserkanals allerdings stark verschmutzt. Es hatte sich eine übelriechende Schlammbank gebildet, auch konnte beobachtet werden, wie Fäkalien mit den Abwässern der Saale zugeführt wurden. Im übrigen war das Wasser der Saale dunkel aber klar.

Einige Meter unterhalb des Einlaufes des Städtischen Abwasserkanals sieht man nichts mehr von den durch diesen der Saale zugeführten Verunreinigungen. Dahingegen zeigen sich zahlreiche Zotten und Vließe im Wasser. Übrigens klagte der Gerber über die durch die städtischen Abwässer häufig herbeigeführten Belästigungen.

Sodann wurde die Saale etwa 1000 Meter flußabwärts begangen. Hier wurden große Schlammfladen auf dem Wasser beobachtet, auch zeigte sich ein übler Geruch. Arbeiter, die an der Saale mit dem Mähen des Grases beschäftigt waren, sagten aus, daß dieser üble Geruch von den städtischen Abwässern herrühre und daß sich diese Belästigungen besonders bemerkbar machten bei niedrigem Wasserstande.

Zum Schluß wurde auch noch der zweite, obere Auslaß der städtischen Abwässer in der Nähe der Saalebrücke besichtigt. Dieser führte aber am Tage der Besichtigung der Saale überhaupt kein Wasser zu. Die Kommission kehrte darauf nach Pößneck zurück.

Am 7. September wurde die Papierzellstofffabrik zu Schwarza nochmals besichtigt, um Wasserproben zu entnehmen.

Die bereits früher erwähnten Abwässer der Fabrik werden zunächst, was gleichfalls bereits angeführt wurde, in einer großen Grube vereinigt, von wo sie durch ein Kanalrohr in die Saale abgeleitet werden. An den Stellen, wo diese Leitung Biegungen macht, befinden sich Schächte, die mit einer Talgschicht abgedichtet sind. Das einem dieser Schächte entnommene Wasser war rein gelb gefärbt, schwach getrübt und zeigte süßlichen Geruch. Schweflige Säure konnte durch den Geruch nicht wahrgenommen werden.

Sodann wurde eine Probe des Wassers aus der Mitte der Saale bei dem Eisenbahnviadukt oberhalb Schwarza von einem über die Saale führenden Steg aus entnommen. Das Wasser war schwach braun gefärbt aber klar. Vließe und Zotten waren hier nicht wahrzunehmen (Probe 18**a**). Das Wasser gab einen Abdampfrückstand von 370 mg, einen Glühverlust von 110 mg, 8,8 mg gelösten Sauerstoff und eine Oxydierbarkeit von 22 mg Sauerstoff im Liter. Ammoniak und Salpetersäure waren in Spuren, Schwefelsäure in einer Menge von 45 mg vorhanden. Das Wetter war wechselnd, teilweise sonnig, teilweise war der Himmel bedeckt.

Zwei weitere Wasserproben wurden aus der Saale bei dem schon erwähnten Wehr unterhalb Schwarza entnommen, und zwar eine Probe vom linken, eine Probe vom rechten Ufer. Das Wasser war braun gefärbt. Zeitweilig machte sich ein unangenehmer Geruch bemerkbar (Probe 18b links).

Die am linken Ufer der Saale entnommene Probe ergab einen Abdampfrückstand von 410 mg, einen Glühverlust von 130 mg, und 2,1 mg gelösten Sauerstoff, eine Oxydierbarkeit von 126 mg Sauerstoffverbrauch für den Liter und 42 mg Schwefelsäure im Liter.

Die am rechten Ufer der Saale entnommene Wasserprobe (Probe Nr. 18b rechts) ergab einen Abdampfrückstand von 415 mg, einen Glühverlust von 112 mg, 0,7 mg gelösten Sauerstoff, eine Oxydierbarkeit von 111 mg Sauerstoffverbrauch für den Liter und 56 mg Schwefelsäure im Liter.

Sodann begab die Kommission sich nach Rudolstadt und entnahm hier an der Elisabethbrücke eine Wasserprobe (Probe Nr. 17).

Das Wasser gab einen Abdampfrückstand von 390 mg, einen Glühverlust von 120 mg, 4,2 mg gelösten Sauerstoff im Liter und 54 mg Schwefelsäure. Die Oxydierbarkeit betrug 46 mg Sauerstoffverbrauch für den Liter.

Zur weiteren Entnahme von Proben begab die Kommission sich darauf nach dem flußabwärts hinter Rudolstadt an der Saale belegenen Dorf Unterhasel. Hier wurde von einem Fährboote aus in der Mitte der Saale eine Wasserprobe entnommen (Probe 17b).

Das Wasser ergab einen Abdampfrückstand von 385 mg, einen Glühverlust von 115 mg, 3,0 mg gelösten Sauerstoff und Spuren von Ammoniak; außerdem wurde eine Schlammprobe vom rechten Ufer des Flusses genommen. Die Untersuchung des Schlammes ergab einen Aschengehalt von 81 %, darin Arsen und Chrom, letzteres allerdings nur in Spuren, sowie 1 % Fett. Das Wasser war braun und durchsichtig. In ihm schwammen zahlreiche Pilzfäden und Flocken herum. Die Steine auf dem

Grunde waren mit kurzen Zotten überzogen. Am Rande des linken Ufers waren Schlammablagerungen in erheblicher Menge vorhanden.

Sodann wurde die Rückkehr nach der Stadt angetreten, und hier nochmals das Saaleufer innerhalb der Stadt begangen. Pilzwucherungen waren hier nirgends wahrzunehmen, stellenweise zeigte sich aber ein recht übler Geruch, zum Teil von dem Städtischen Abwasserkanal, zum Teil von der Gerberei herrührend.

Nach Schluß der Besichtigung kehrte die Kommission nach Pößneck zurück.

Am 8. September begab die Kommission sich vormittags von Pößneck aus mit einem Wagen nach Rehmen. Das Wetter war trübe und regnerisch. In Rehmen wurde am Schafsteg des Landwirts Paul Werner eine Schlammprobe aus der Orla entnommen. Die Untersuchung des Schlammes ergab einen Aschengehalt von 77 %, darin wiederum Arsen und Chrom, sowie ferner 1 % Fett. Eine Sandbank unterhalb des Steges war schlammfrei, oberhalb des Steges war schwarzer Schlamm wahrnehmbar. Das Wasser der Orla war ziemlich rein und zeigte keinen Geruch. Die auf der Karte gezeichneten Zuflüsse der Orla waren völlig ausgetrocknet. Nach Aussage eines Ortseinwohners soll dort verschiedenen Landwirten Vieh durch Milzbrand zugrunde gegangen sein.

In Oppurg war das Wasser der Orla klar, die Uferränder waren vielfach verschlammt. Gerüche waren nicht wahrzunehmen.

An der Schloßmühle zu Oppurg war das Wasser gestaut. Der Müller sagte aus, daß die Verschmutzung der Orla und die Geruchsbelästigungen an Sonnabenden und Sonntagen besonders schlimm seien.

Sodann begab die Kommission sich orlaaufwärts zu der zwischen Oppurg und Kolba belegenen Spinnerei. Hier war das Wehr vor mehreren Stunden gezogen. Das Wasser sah sehr schmutzig aus, der Grund des Flußlaufes war schwarz und verschlammt. Hier wurden eine Wasserprobe und zwei Schlammproben entnommen. Temperatur 14° (Probe Nr. 6a).

Das Wasser ergab einen Abdampfrückstand von 370 mg, einen Glühverlust von 85 mg, 1,9 mg gelösten Sauerstoff, eine Oxydierbarkeit von 17,6 mg Sauerstoff im Liter, 17 mg Chlor und Spuren von Ammoniak.

Die Untersuchung des einen Schlammes ergab 80,6 % Asche, 1 % Fett, aber kein Arsen und Chrom. Die zweite Schlammprobe enthielt 77 % Asche, 1,6 % Fett, außerdem Chrom in Spuren.

Von hier ab wurde der Fußweg die Orla entlang über die Harrasmühle nach Neunhofen eingeschlagen. Das Wasser wurde immer trüber, je weiter man flußaufwärts kam. Stellenweise zeigten sich auch sehr unangenehme Gerüche.

In Neustadt selbst war der Mühlgraben fast klar, in der Orla aber kaum Wasser vorhanden. In Neustadt, wo die Kommission um 3 Uhr mittags eintraf, fand nachmittags eine Besprechung mit dem Vertreter des zurzeit beurlaubten Bezirksdirektors, Bezirksassessor Dr. Hausmann statt.

Unter der Führung des letztgenannten und des Bauverwalters Pechstedt begab die Kommission sich am 9. September vormittags zu der Tuchfabrik von Kolesch. Dort wurde oberhalb der Fabrik eine Wasserprobe und eine Schlammprobe entnommen. Das Wasser war klar, der Grund sandig. Temperatur 12,7° (Probe Nr. 1).

Das Wasser ergab einen Abdampfrückstand von 345 mg, einen Glühverlust von 110 mg, 6,7 mg gelösten Sauerstoff, eine Oxydierbarkeit von 4,2 mg Sauerstoff, 15 mg Chlor, aber weder Ammoniak noch Schwefelwasserstoff. Die Untersuchung des Schlammes ergab 88 % Asche, darin waren Arsen und Chrom nicht nachweisbar, außerdem war Fett nicht vorhanden. Aus der Tuchfabrik floß zurzeit kein Schmutzwasser ab. Hinter der Tuchfabrik trennt sich die Orla in zwei Arme. An dieser Stelle befindet sich das Wehr der Maimühle, das kürzlich neu instand gesetzt war. Hier kann das Wasser im Mühlgraben gestaut und der Orla vorenthalten werden, angeblich auf Grund eines alten verbrieften Rechtes. Am Tage der Besichtigung floß nur wenig Wasser in die Orla.

An der Brücke beim Schießhaus war das Wasser der Orla gestaut. Bei dem Stau beim Beginn der Gerberstraße, gegenüber den Gerbereien von Reinhold Wilde auf der einen Seite und von Friedrich Schneider auf der anderen Seite war das Wasser milchig weiß getrübt. Beim weiteren Begehen der Gerberstraße wurde festgestellt, daß die Verschmutzung der Orla immer mehr zunahm. Von der Gerberei von Erich Rocktäschel ab wurde auch die Wassermenge immer geringer. An der Brücke vor der Gerberei von Josef Krahner befindet sich ein Stauwehr, das am Tage der Besichtigung überhaupt kein Wasser mehr in den unteren Teil der Orla entließ. In dem aufgestauten Wasser wurden Felle geweicht. Das Wasser war graugrün und trübe und roch stark nach Heringslake. Hier wurde eine Wasserprobe entnommen (Probe Nr. 2).

Das Wasser ergab einen Abdampfrückstand von 510 mg, einen Glühverlust von 120 mg, keinen gelösten Sauerstoff, eine Oxydierbarkeit von 93 mg Sauerstoff und nicht unerhebliche Mengen von Ammoniak.

An der Nicolsbrücke mündet der erste Auslauf der städtischen Kanalisation. Das Wasser war hier schmutzig schwarzgrün. Geruchsbelästigungen waren nicht wahrzunehmen. Unterhalb dieser Stelle war das Flußbett sehr schmutzig und enthielt zahlreiche Schlammbänke. Unterhalb des Hauptauslasses der städtischen Kanalisation und bei der Fabrik von Krahner jun. wurde eine Wasserprobe entnommen. Temperatur 13,5° (Probe Nr. 3).

Das Wasser ergab einen Abdampfrückstand von 365 mg, einen Glühverlust von 90 mg, 4,2 mg gelösten Sauerstoff, eine Oxydierbarkeit von 28,1 mg Sauerstoff und Spuren von Ammoniak.

Weiter unterhalb vereinigen sich der Mühlgraben und die Orla wieder miteinander. Hier wurde eine Wasserprobe und eine Schlammprobe entnommen. Temperatur 14°. Das Wasser war trübe und braungrau (Probe Nr. 4).

Die Untersuchung des Wassers ergab einen Abdampfrückstand von 490 mg, einen Glühverlust von 110 mg und 1,2 mg gelösten Sauerstoff, sowie eine Oxydierbarkeit von 32,4 mg Sauerstoff. Der Schlamm enthielt 83 % Asche, darin Arsen und Chrom sowie 1 % Fett.

Unterhalb der Stelle, wo die beiden Arme der Orla sich wieder vereinigen, mündet ein Graben in die Orla, welcher dieser die Abwässer einer in Börthen, einem 20 Minuten von Neustadt entfernt gelegenen Dorf, befindlichen Gerberei zuführen soll. Am Tage der Besichtigung enthielt der Graben kein Wasser.

Hiermit erreichte die zweite Besichtigung ihr Ende. Sie hatte im allgemeinen die Eindrücke bestätigt, welche bereits bei der ersten Besichtigung gewonnen waren, und wiederholt gezeigt, daß die Verschmutzung der Orla wie der Kötschau durch die gewerblichen Abwässer beider Orte allerdings einen hohen und bedenklichen Grad erreicht hatte. Diese Auffassung wurde weiter bestätigt durch das Ergebnis der Wasser- und Schlammuntersuchungen.

Andererseits aber hatte die Besichtigung auch gelehrt, daß von einem nennenswerten Einfluß der in Schwarza und Rudolstadt der Saale zugeführten gewerblichen und städtischen Abwässer auf den Reinheitsgrad der Saale unterhalb der Einmündung der Orla kaum die Rede sein kann.

Es kann darüber auch schon nach dem Augenschein allein kein Zweifel bestehen, daß sowohl die Orla in Neustadt wie auch die Kötschau in Pößneck durch die ihnen zugeleiteten Abwässer in einer nicht länger duldbaren Weise belastet werden. Allerdings ist der Grad dieser Belastung zu den verschiedenen Jahreszeiten wechselnd und unterliegt zweifellos auch an den einzelnen Tagen Schwankungen. Als Neustadt im Juni und September 1904 besichtigt wurde, zeigte sich die Orla in der Gerberstraße in hohem Maße verschmutzt. Bei der Wiederholung der Besichtigung im Februar 1907 (s. u.), konnte von einer gleich erheblichen Verschmutzung nicht die Rede sein. Die kalte Jahreszeit machte das sonst übliche Spülen der Felle in der Orla unmöglich. Die täglichen Schwankungen des Grades der Verunreinigung der Flußläufe sind naturgemäß bedingt durch den wechselnden Betrieb in den einzelnen Gewerbsanstalten. So werden sich daher bei der Untersuchung des Wassers der verunreinigten Flußläufe an verschiedenen Tagen auch verschiedene Werte der einzelnen in dem Wasser vorhandenen Bestandteile ergeben. Trotzdem können einzelne herausgegriffene Zahlen ein annäherndes Bild davon geben, welche Verschmutzung der Flußläufe tatsächlich durch die gewerblichen Anstalten sowohl in Neustadt wie in Pößneck bedingt wird.

Bei ihrem Eintritt in Neustadt ist die Orla nur wenig verunreinigt. Die dort bei der Tuchfabrik von Kolesch entnommene Wasserprobe (Probe Nr. 1) enthielt 345 mg Abdampfrückstand, eine der Orla in Neustadt entnommene Probe (Probe Nr. 2) 510 mg. Die bei der Koleschschen Tuchfabrik entnommene Wasserprobe enthielt 6,7 mg Sauerstoff im Liter und zeigte eine Oxydierbarkeit von 4,2 mg Sauerstoff im Liter. Die in Neustadt entnommene Probe enthielt 0 mg Sauerstoff und zeigte eine Oxydierbarkeit von 93,5 mg Sauerstoff im Liter. Auch die weiter flußabwärts entnommenen Wasserproben zeigten einen nur geringen Gehalt an gelöstem Sauerstoff und einen vermehrten Sauerstoffverbrauch bei der Oxydation, wie die folgenden Zahlen zeigen:

	Gelöster Sauerstoff:	Oxydierbarkeit:
(Probe Nr. 4) Probe an der Ehrlichsmühle entnommen	1,2	32,4
(Probe Nr. 5) Probe aus Neunhofen . .	1,4	20,6
(Probe 6a und 6b) Probe aus Kolba . .	1,9	17,6
	0,9	25,7
(Probe Nr. 8) bei Köstitz, vor der Vereinigung mit der Kötschau	3,5	12,8

Die Abnahme des gelösten Sauerstoffs und die zunächst eintretende erhebliche Vermehrung der Oxydierbarkeit weisen deutlich darauf hin, wie in Neustadt erhebliche Mengen sauerstoffzehrender Stoffe dem Wasser der Orla zugeführt worden sind.

Ein ähnliches Bild zeigt die Kötschau vor ihrem Eintritt in die Stadt und nachdem sie Pößneck wieder verlassen hat:

	Gelöster Sauerstoff:	Oxydierbarkeit:
(Probe Nr. 9) Probe aus Oepitz	6,0	2,2
(Probe Nr. 6a und 6b) Probe von der Gasanstalt in Pößneck	0,7	16,5
	0,7	34,6

Die unter Umständen erhebliche Vermehrung des Abdampfrückstandes des Kötschauwassers war übrigens auch schon bei der von dem Kaiserlichen Gesundheitsamt im Jahre 1897 ausgeführten Besichtigung festgestellt. Die Kötschau (Mühlenbach) enthielt einen Abdampfrückstand von 941 mg, eine aus der Kötschau unterhalb Pößneck entnommene Wasserprobe 1352 mg. Auch hier ist also der Einfluß der dem Kötschaubach zugeführten Verunreinigungen deutlich zu erkennen.

III. Die Art der Fabrikation und die Beschaffenheit der Abwässer.

Die Art der Fabrikation in den Gerbereien und Tuchfabriken war bereits in dem mehrfach erwähnten Gutachten des Kaiserlichen Gesundheitsamtes, betreffend die Verunreinigung der Kötschau und der Orla besprochen. Der Betrieb hat seit jener Zeit in einzelnen Punkten kleine Änderungen erfahren. Aus diesem Grunde und um ein zusammenhängendes Bild der Verhältnisse zu geben, ist daher in dem Nachstehenden noch einmal kurz der Gang der Fabrikation in den Gerbereien und Tuchfabriken beschrieben, soweit diese Verhältnisse hier in Betracht zu ziehen sind.

a. Die Gerbereien.

Zur Verarbeitung gelangen hier sowohl ausländische, insonderheit ostindische Häute (Kipse), wie auch Häute von inländischen Schlachthöfen. Es wird nicht in Abrede gestellt, daß die ausländischen Häute bisweilen zu ihrer Erhaltung auch wohl mit arseniger Säure behandelt sein können. Auch eine Behandlung mit Naphthalin wurde einmal erwähnt.

Die Häute werden in den Gerbereien nach ihrem Eintreffen ohne eine weitere Vorbehandlung in Bearbeitung genommen. Es kommen daher getrocknete, gesalzene oder frische Häute zur Verarbeitung.

Zunächst werden die Häute eingeweicht, das heißt sie werden in fließendes Wasser oder, wo dieses nicht zur Verfügung steht, in „Weichkästen“ gebracht, d. h. mit Wasser gefüllte Bottiche, in denen die Häute, je nach Bedarf kürzere oder längere Zeit verweilen. Durch diese Behandlung werden die Häute aufgeweicht und das zur Erhaltung der Häute verwendete Salz, auch die etwa vorhandene arsenige Säure wenigstens zum Teil gelöst. Das Weichwasser der Weichkästen wird nicht täglich, sondern alle 8 Tage oder auch in längeren Zwischenräumen erneuert. Vielfach wird die Ansicht vertreten, daß schon gebrauchtes Wasser seinen Zweck besser erfülle als frisches

Wasser. Das Wasser der Weichkästen reichert sich daher allmählich mit gelösten Stoffen an.

Sodann folgt das „Ausstreichen" der Häute. Auf einem Block werden die Häute mit einem stumpfen Messer bearbeitet, um das Wasser und die Gewebsflüssigkeit sowie die der Haut noch anhaftenden Fleisch- und Fetteile zu entfernen. Diese festen Abfälle werden in den Leimsiedereien oder als Dung verwertet. Die flüssigen Abfälle finden keine weitere Verwendung, sondern werden dem Flußlauf übergeben.

Sodann kommen die Häute in die Kalk- oder Schwefelnatriumäscher. Die Äschergruben erhalten zum Teil noch Zusätze z. B. Chlorkalk. Durch diese Behandlung sollen die Haare gelockert werden. Sobald dies erreicht ist, werden die Häute gespült, teils in fließendem Wasser, teils in den Weichkästen, deren Wasser nun aber häufig erneuert werden muß. Sodann werden die Haare mechanisch beseitigt. Sie bilden beim Schaf die Gerberwolle, die gleichfalls in einigen Tuchfabriken auf Tuche verarbeitet wird. Der Behandlung in den Äschern folgt bei gewissen Ledersorten auch noch eine Behandlung mit Hunde-, Hühner- oder Taubenkot, der mit Wasser angerührt ist.

Zum eigentlichen Gerben finden frische Lohe, Lohauszüge, Gerbstoffauszüge wie Quebracho, Myrobalanen und andere Verwendung. Die Gerbbrühen werden immer wieder gebraucht, um sie nach Möglichkeit auszunutzen.

In der in einzelnen Gerbereien betriebenen Chromgerberei finden Kaliumchromalaun und Kaliumbichromat, sowie ferner Natriumthiosulfat Verwendung.

Soweit das fertige Leder in den allerdings nur in geringer Zahl vorhandenen Lederfärbereien gefärbt wird, finden hierzu Teerfarbstoffe oder auch Farbholzauszüge Verwendung. Auch hier ist man bemüht, die Farblösungen so vollständig wie möglich auszunutzen. Trotzdem verbleiben in den Abwässern unvermeidlicher Weise kleine Mengen der Farbstoffe.

Die Sämisch- oder Ölgerberei findet nur in beschränktem Maße Anwendung. Bei ihr werden die Häute mit Tran oder anderen fetten Ölen in sich drehenden Trommeln behandelt oder gewalkt und längere Zeit der Einwirkung des Fettes überlassen. Der Überschuß des letzteren wird durch Auswaschen mit einer lauwarmen Lösung von Pottasche oder Soda entfernt.

Aus dem Angeführten ergibt sich, daß aus den Gerbereien die folgenden Abfallstoffe erhalten werden und in die Abwässer gelangen können: Weichwasser mit denjenigen gelösten Stoffen, mit denen die Häute behandelt waren, vor allem Kochsalz, auch Arsenik, ferner Schmutzstoffe, Blut, Fett, Fleischreste, Gewebsflüssigkeit usw.

Beim Ausstreichen der Häute ergeben sich unter den vorstehend angeführten Abfallstoffen vor allem große Mengen organischer Abfallstoffe. Das Wasser der Kalkäscher führt sehr bedeutende Mengen von Kalk, bisweilen auch Chlorkalk mit sich, und enthält daneben erhebliche Mengen organischer Stoffe. Die von den Kotbädern gewonnenen Abwässer sind gleichfalls reich an organischen Stoffen, Kotresten usw.

Beim eigentlichen Gerbevorgang werden verhältnismäßig wenig Abfallstoffe gewonnen, weil man, wie schon erwähnt, bemüht ist, diese Gerbbrühen nach Möglichkeit auszunutzen. Nichtsdestoweniger können auch kleine Mengen von Gerbstoffen in jedem einzelnen Fall in die Abwässer gelangen und so die gesamte Menge der organischen Stoffe vermehren. Dasselbe gilt schließlich auch von den Farbbrühen der Lederfärbereien. Auch hier ist man bemüht, die Farbstoffe nach Möglichkeit auszunutzen und wird daher im allgemeinen versuchen, die noch an Farbstoffen reichen Brühen im Betriebe zurückzubehalten. Auch darf man sich durch die oft stark gefärbten Abwässer inbezug auf die Menge der noch gelösten Farbstoffe nicht täuschen lassen. Die Farbstoffe besitzen oft ein solches Färbevermögen, daß auch ein stark gefärbtes Abwasser doch nur sehr geringe Mengen von Farbstoff gelöst enthält.

b. Die Tuchfabriken.

Die Tuch- und Flanellfabriken verarbeiten fast ausnahmslos die rohe Wolle bis zum fertigen Tuche. In einzelnen Betrieben wird auch Gerberwolle verarbeitet, d. h. die bei der Zurichtung der Häute für das Gerben als Abfälle gewonnene Wolle.

Zunächst wird die rohe Wolle gewaschen. Hierbei werden Seife, Sodalösung und in einzelnen Betrieben auch Salmiakgeist verwendet. Die gewaschene Wolle wird gespült, getrocknet und, um sie für das Spinnen geschmeidig zu machen, eingefettet. Der gesponnene Faden, das Garn, wird mit Leim oder Stärke versetzt und zum Weben von Tuch verwendet. Das gewebte Tuch wird gewalkt, um die bei der Verarbeitung der Wolle zugesetzten Stoffe wieder zu beseitigen und durch Verfilzen der einzelnen Wollhaare die Haltbarkeit des Gewebes zu erhöhen.

Früher wurde in ausgedehntem Maße die Erdwalke verwendet, d. h. geschlemmte Tonerde, Walkerde, wurde in Wasser aufgeschwemmt und das zu walkende Tuch in dieser Aufschwemmung mit Maschinen geknetet und gerieben. Die Tonerde wurde schließlich durch Waschen beseitigt. Seither ist die Erdwalke immer mehr verdrängt worden und an ihrer Stelle wird die Seifenwalke in ausgedehnterem Maße angewendet, d. h. das Tuch wird mit einer warmen Seifenlösung in sich drehenden Trommeln bearbeitet und die Seifenlösung schließlich erst mit warmem, dann mit kaltem Wasser ausgewaschen.

Um die den Wollfasern des gewalkten Tuches stets noch anhaftenden Pflanzenfasern zu entfernen, wird das Tuch in verdünnte Schwefelsäure getaucht und durch heiße Walzen gepreßt. Die pflanzlichen Fasern werden dabei verkohlt. Die Schwefelsäure wird durch verdünnte Sodalösung und Wasser ausgewaschen. Das Abbrennen der Pflanzenfasern wird auch so bewirkt, daß das Tuch über schnell sich drehende Walzen bewegt und mit offenen Flammen in Berührung gebracht, karbonisiert wird. Nur die Pflanzenfasern werden dabei abgesengt.

Die gewalkten Tuche werden schließlich gefärbt. Als Farbstoffe dienen dabei Farbhölzer, Indigo, Alizarin und verschiedene Anilinfarbstoffe. Als Beizmittel werden die auch sonst üblichen Tonerde-, Chrom- und Eisenbeizen, Zinnchlorür, Natriumsulfat usw. verwendet.

Aus den Tuchfabriken werden demnach die folgenden Abfallstoffe gewonnen: Beim Waschen der Wolle Abwässer, welche Seife, Soda, auch Salmiakgeist enthalten können, außerdem Schmutzteile, Wollschweiß usw.

Beim Walken der Tuche werden außer Seife und Soda Baumöl oder andere zum Einfetten des Garnes verwendete Öle, Leim, Stärke, Wollfasern, bei der späteren Verarbeitung Schwefelsäure und Soda in den Abwässern erhalten.

In bezug auf das Färben der Tuche gelten die Bemerkungen, welche in bezug auf das Färben des Leders gemacht wurden. Im allgemeinen wird man bemüht sein, möglichst wenig Farbstoffe in den Abwässern zu belassen.

Demnach können kleine Mengen der verschiedenen hier verwendeten Farbstoffe und der bei ihrer Verarbeitung verwendeten verschiedenartigen Beizen in die Abwässer gelangen und dadurch die Menge der gelösten oder schwebenden Stoffe vermehren.

Ein erheblicher Rückgang ist nur gegen früher, wie bereits erwähnt wurde, in dem Verbrauch an Walkerde zu verzeichnen. Vielleicht hat aber gerade der größere Verbrauch an Walkerde früher zu einer erheblich schnelleren Klärung der Abwässer beigetragen.

Alles in allem ist also die Mannigfaltigkeit und die Menge der aus den Gerbereien und den Tuchfabriken den Abwässern zugeführten Abfallstoffe sehr groß. Unorganische und organische Abfälle, teils gelöste, teils ungelöste werden in reichlicher Menge gewonnen. Von den unorganischen kommen vor allem Soda und Kochsalz, von den organischen Fette, Fleischabfälle, Haare, Seifen, Gerbstoffe und Farbstoffe mannigfacher Art in Betracht. Es kann nicht wundernehmen, daß hierdurch die Abwässer stark belastet werden und daß die zum Teil hochgradige Zersetzlichkeit der organischen Stoffe dazu beiträgt, den Abwässern eine gesundheitlich unzulässige Beschaffenheit zu verleihen und allmählich das Bett der Flußläufe mit einem leicht faulenden Schlamm anzufüllen.

IV. Die durch die Verunreinigung der Kötschau und Orla hervorgerufenen Mißstände und die bisherigen Maßregeln und Vorschläge zu ihrer Beseitigung.

Die Klagen, welche über die durch die Verunreinigung der Kötschau und der Orla und damit auch der Saale hervorgerufenen Mißstände laut geworden sind, haben bereits im ersten Teile dieses Gutachtens im einzelnen ihre Wiedergabe gefunden. Die von den Berichterstattern vorgenommene Begehung der Kötschau und Orla hat das Vorhandensein dieser Mißstände, soweit sich dieselben durch Ortsbesichtigungen feststellen ließen, tatsächlich ergeben. Die ausgeführten chemischen Analysen des Wassers der beiden Vorfluter, sowie die Untersuchungen von Schlammproben (vergl. Tabelle A, B und D) haben die bei den Besichtigungen gewonnenen Eindrücke objektiv bestätigt.

Die Zustände, wie sie sich bei den drei Bereisungen der Flußgebiete durch die Kommissare ergeben haben, sind aber keineswegs als konstante, einem Wechsel nicht unterworfene anzusehen; sie können vielmehr nur als ein unter gewöhnlichen Verhältnissen, d. h. bei mittleren Wasserständen, bei mäßiger Wärme, und ohne mechanische Einwirkungen (Stauung oder Entstauung einzelner Abschnitte), vermutlich während des größten Teiles des Jahres anzutreffender Typus angesprochen werden, der aber jederzeit eine weitgehende Änderung erfahren kann. Zunächst ist es der Wechsel der Jahreszeiten, welcher einen mächtigen Einfluß auf die an den bedauerlichen Folgen der Verunreinigung beteiligten niederen Organismen ausüben muß. Die Wasserpilze in der Saale haben ihre Vegetationsperioden, Zeiten üppigster Entwicklung und Zeiten des Absterbens, sie werden zeitweilig überhaupt nicht zu beobachten sein. Die niedere Temperatur des Winters setzt die Tätigkeit der Lebewesen in den Schlammablagerungen herab, hohe Sommertemperatur fördert sie, die belästigenden Gerüche treten im Winter zurück, die Verpestung des ganzen Orlatales mit Fäulnisgasen wird nur im heißen Sommer beobachtet.

Nächstdem sind Schwankungen im Wasserstande in Betracht zu ziehen. Regengüsse führen größere Wassermengen zu, der Ablauf des Wassers wird beschleunigt, abgelagerter, durch die Gärung gelockerter Schlamm gerät in Bewegung und in kürzester Frist sieht eine vorher klare Strecke des Flusses getrübt aus, wie beispielsweise die Kommissare des Reichs-Gesundheitsrates am 2. September 1904 an der Saalebrücke bei Orlamünde zu beobachten Gelegenheit hatten.

Rückgang des Wasserstandes in den Flüssen ist von einer Verringerung der Geschwindigkeit begleitet, welche zur mechanischen Klärung des Wassers beiträgt; dafür aber werden an den Ufern abgelagerte Schlammengen frei gelegt, in Berührung mit Luft und am Sonnenlicht geraten sie in intensivste Fäulnis und verpesten nun die Luft in höherem Maße als bei guter Füllung der Flußbette.

Die ergiebigste Veränderung aber erfährt das vorher entworfene Bild durch die Einwirkung von Veränderungen an den Stauvorrichtungen.

Die Stauvorrichtungen in der Orla bilden, wie es auch an anderen Flüssen der Fall ist, Klärbecken, in denen die Sinkstoffe mehr oder weniger vollkommen ausgeschieden werden; dort bleiben sie als Schlammbänke um so länger, je seltener die Schützen gezogen oder Schlemmungen vorgenommen werden.

Die durch die Verunreinigung von Orla und Kötschau entstehenden Mißstände sind

1. sanitärer
2. wirtschaftlicher Art.

Die Mißstände sanitärer Art bestehen darin, daß das stark verunreinigte Wasser der Kötschau und Orla imstande ist, Vergiftungen und Infektionskrankheiten bei Menschen und Tieren hervorzurufen und ferner die menschliche Gesundheit mittelbar durch die entstandene Luftverderbnis zu schädigen. Auch in der ekelerregenden Verschmutzung der Vorflut sind sie begründet.

Die Mißstände wirtschaftlicher Natur sind dadurch gegeben, daß das Wasser der Kötschau und Orla zu häuslichen und vielen gewerblichen Zwecken sowie zum Tränken des Viehs untauglich geworden ist, und daß die bei Hochwässern auftretenden Verschlammungen der Wiesen mit gifthaltigem und faulendem Schlamm die Landwirtschaft schwer schädigen. Auch die Grundstücke an der Orla werden entwertet, weil die Gerüche im Flußtal abschreckend wirken. Schließlich ist der Fischbestand in Kötschau, Orla und Saale durch die hochgradige Verunreinigung vernichtet oder wenigstens stark gelichtet worden.

Mißstände sanitärer Art.

Der Schlamm aus Kötschau und Orla enthält Arsenverbindungen und es ist nicht ausgeschlossen, daß durch sie Vergiftungserscheinungen hervorgerufen werden können. Es mag in dieser Beziehung darauf hingewiesen werden, daß nach den Akten des Herzogl. S. Meiningenschen Staatsministeriums im Jahre 1895 bei einer in Jena vorgenommenen chemischen Untersuchung das Wasser der Orla und auch der Schlamm arsenhaltig befunden wurden. Ferner wurde in Schlammproben, welche im September 1903 aus der Orla an der Ehrlichsmühle, unterhalb Köstitz, und unterhalb Kleindembach entnommen worden waren, bei der Untersuchung durch die landwirtschaftliche Versuchsstation an der Universität Jena (chemische Abteilung) Arsen z. T. in nicht unerheblichen Mengen nachgewiesen. Wie oben mitgeteilt, wurde auch 1904 in einzelnen Schlammproben aus der Orla die Anwesenheit von Arsen und Chrom festgestellt. Wenn auch Arsen angeblich jetzt in den Gerbereien von Pößneck und Neustadt nicht mehr zur Anwendung kommt, so können doch die ausländischen, zur Einfuhr gelangenden Häute mit Arsen imprägniert sein und eine Vergiftung von Wasser und Schlamm in der Vorflut herbeiführen. Nachweisliche Fälle von Arsenvergiftungen durch Orla- oder Kötschauwasser bei Menschen und Tieren sind allerdings nicht bekannt geworden.

Was die Verunreinigung von Brunnen durch das verunreinigte Orlawasser und das dadurch bedingte Auftreten von Infektionskrankheiten anlangt, so sind Klagen über die Verunreinigung von Brunnen durch die verunreinigten Flußläufe schon seit langem vorgebracht worden und haben bei der zweiten Begutachtung im Jahre 1897 dem damaligen Kommissar Veranlassung gegeben, Brunnenwasseruntersuchungen in Kleindembach, Langenorla und Freienorla vorzunehmen. Es wurden damals fünf Brunnen ausgewählt, von denen anzunehmen war, daß sie möglicherweise von der Orla beeinflußt wurden; die Zusammensetzung ihres Wassers erwies sich durchweg als schlecht, aber ein Einfluß der Orla auf dessen Beschaffenheit war nicht zu erkennen, vielmehr ließen sich durchweg anderweite Ursachen der Verschlechterung, wie nahegelegene Abort- und Düngergruben, schlechte Beschaffenheit der Brunnenwand und der Abdeckungen nachweisen. Unter solchen Umständen glaubten die Kommissare des Reichs-Gesundheitsrates auf die Vornahme ähnlicher Untersuchungen verzichten zu sollen; sie wurden in diesem Entschlusse durch die Erwägung bestärkt, daß es bei der Länge der in Betracht zu ziehenden Flußgebiete und der großen Zahl von Ortschaften schon äußerst umständlicher Vorarbeiten bedurft hätte, um Brunnen ausfindig zu machen, welche mutmaßlich infolge ihrer Lage zu den Flüssen einer verunreinigenden Einwirwirkung der letzteren ausgesetzt, dabei aber frei von Einflüssen, wie sie sich bei den Untersuchungen im Jahre 1897 geltend gemacht hatten, zu erachten wären. Ferner war damit zu rechnen, daß, wenn sich auch geeignete Brunnen gefunden hätten, die Untersuchung möglicherweise in eine Zeit fallen konnte, während deren der erwartete Einfluß gar nicht bestand. Die Verhältnisse liegen zum großen Teile so, daß den Flüssen benachbarte Brunnen höchst wahrscheinlich zeitweise unvermischtes Grundwasser führen, wenn solches in reichlicher Menge von den Seiten her nach den als

Drainagen wirkenden Flußläufen zuströmt, und letztere nur schwach oder mäßig gefüllt sind; tritt aber Hochwasser ein oder wird auf einer einzelnen Strecke das Flußwasser künstlich angestaut, so ist die Gelegenheit zum Austritte von Wasser in das Ufergelände und damit in benachbarte Brunnen gegeben. Diese letztere Möglichkeit im voraus ins Auge zu fassen, war im vorliegenden Falle bei der Vielheit der Stauwehre geradezu undenkbar und, da nach dem eben Dargelegten die Verhältnisse derart sind, daß die Wahrscheinlichkeit eines ursächlichen Zusammenhanges zwischen Flußverunreinigung und zeitweiliger schlechter Beschaffenheit einzelner Brunnenwässer auch dann nicht von der Hand gewiesen werden könnte, wenn eine ein- oder selbst mehrmalige Untersuchung zu einem negativen Resultate geführt hätte, so konnte auf besondere Brunnenwasseruntersuchungen verzichtet werden.

Angesichts der Wahrnehmungen an Brunnen lag es nahe, auch Typhusvorkommnisse mit der Verschmutzung der Orla in Zusammenhang zu bringen; dies geschah in Langenorla, wo im Jahre 1893, nachdem in den vorhergegangenen 7 Jahren (1886—1892) nur 20 Typhusfälle vorgekommen waren, plötzlich ein gehäuftes Auftreten der Krankheit erfolgte. Es erkrankten in diesem Jahre 17 Personen, entsprechend 5% der Einwohnerschaft und diese Fälle beschränkten sich auf den oberen Teil des Dorfes, der der Mühle gegenüber gelegen ist. Der Müller staut für seinen Betrieb die Orla in der Regel bis zu einer Höhe an, daß ihr Wasserspiegel fast in gleicher Ebene mit der Dorfstraße liegt, und dieser Stau erstreckt sich noch über das obere Ende des Dorfes hinaus. Mit dem Wasserspiegel der Orla geht aber jener in den Brunnen auf und nieder und so konnte es als wahrscheinlich angesehen werden, daß die Verschmutzung des Flusses, welche sich ja auch sonst durch Geruchsbelästigungen übel bemerklich gemacht hatte, auch für die Typhuserkrankungen verantwortlich zu machen sei.

Prüft man diese Annahme etwas näher, so liegt vor allem klar, daß nicht die industriellen Abgänge aus Neustadt a. O. und Pößneck den Typhusausbruch veranlaßt haben können, denn weder die Gerbereiabwässer noch jene aus den Tuchfabriken werden je Typhuserreger dem Flusse zuführen; vielmehr können nur die städtischen Kanalwässer aus den beiden Städten in Betracht gezogen werden; insbesondere lenkt sich der Verdacht auf das näher gelegene Pößneck, wo nach einer Aufstellung des dortigen Magistrats häufig Typhusfälle vorkommen. Für die Periode 1883 bis einschließlich 1894 wurden 51, 49, 24, 0, 0, 0, 0, 2, 3, 15, 7, 9 Fälle verzeichnet. Könnte man nun auch geneigt sein, aus dem Umstande, daß dem erstmaligen Auftreten des Typhus in Langenorla im Jahre 1886 drei Jahre mit höherer Typhusfrequenz in Pößneck vorhergegangen waren, einen Zusammenhang zwischen dem Typhus in Pößneck und Langenorla herauszulesen, so darf doch auch nicht übersehen werden, daß am ersteren Orte 4 Jahre hintereinander (1886—1889) typhusfrei waren, und daß gleichwohl in Langenorla Typhusfälle vorgekommen sind. Auch das Verschwinden des Typhus aus Langenorla seit 1898, nach der Einrichtung einer Wasserleitung könnte zugunsten eines Einflusses der verunreinigten Orla angesehen werden, indes ließen sich zahlreiche Beispiele für eine erfolgreiche Bekämpfung des Typhus durch Zuführung von Trinkwasser in Ortschaften aufführen, in denen die immer wiederkehrenden Erkrankungen sicher nicht auf einen verunreinigten Fluß zurückzuführen waren. Es kann daher auch diese Tatsache nicht als beweisend anerkannt werden, und da die gehäuften Fälle von Typhus in Langenorla im Jahre 1893 zum mindesten ebenso sicher auf dem Wege der Kontaktinfektion zustande gekommen sein können, so hat das Urteil über die in Rede stehende Frage dahin zu lauten, daß ein Zusammenhang zwischen der Verunreinigung der Orla und den Typhusvorkommnissen in Langenorla jedenfalls nicht erwiesen ist. Die Möglichkeit eines derartigen Zusammenhanges aber soll rücksichtlich der großen Schwierigkeiten, die einer näheren Prüfung einer vor 14 Jahren beobachteten epidemiologischen Tatsache im Wege stehen, nicht ganz in Abrede gestellt werden.

Es ist noch schließlich auf anderweite Folgen des Eindringens von verunreinigtem Kötschau- und Orlawasser in benachbarte Brunnen einzugehen, die nicht mit der Einschwemmung von krankmachenden Bakterien einhergehen, sondern sich als physikalische oder chemische Veränderungen des Brunnenwassers ohne direkt gesundheitsschädlichen Charakter erweisen. Entsprechend den Durchlässigkeitsverhältnissen wird das in den Untergrund eindringende verunreinigte Flußwasser in der Regel eine Reinigung erfahren, indem die ungelösten Stoffe in den Hohlräumen des Erdbodens zurückgehalten werden; die eingetretene Verdrängung des Grundwassers durch Flußwasser oder die Vermischung beider in den betroffenen Brunnen dürfte sich demnach der direkten Wahrnehmung entziehen, sofern nicht etwa die gleichzeitig erfolgte Vermengung mit gelösten Stoffen sich durch Geruch oder Geschmack des Wassers bemerklich macht. Man wird daher kaum fehl gehen, wenn man annimmt, daß Brunnenverunreinigungen durch die Orla und Kötschau viel häufiger vorgekommen sind, als die Bewohner der beiden Flußtäler angenommen haben; zudem läßt ja wohl auch die Anspruchslosigkeit weitester Kreise in bezug auf die Reinheit des Wassers so manche selbst sinnfällige Veränderungen in der Beschaffenheit übersehen oder aber auf anderweite Einflüsse schließen. Daß tatsächlich Brunnen vorhanden sind, die dem Einfluß der verunreinigten Orla in einem Maße ausgesetzt sind, daß sich ihr Wasser beim Ansteigen des Wasserstandes im Flusse trübt, ist gelegentlich der Typhusvorkommnisse in Langenorla festgestellt worden. Ungleich zahlreicher aber dürften Brunnen sein, bei denen ohne ein derartiges Warnungssignal ein Eindringen von Orlawasser möglich war, oder vielleicht noch ist, in diesen Fällen kommen nur die im Orlawasser gelösten Bestandteile zur Geltung, unter ihnen obenan die gelösten organischen Substanzen.

Ihrer Beimengung dürfte an sich noch nicht eine besondere Bedeutung beizumessen sein, da Arsen, wie gesagt, heutzutage nicht mehr in dem Umfang zur Verwendung gelangt, wie vor Jahren; es ist auch aus neuerer Zeit keine Beobachtung bekannt geworden, daß ein der Orla benachbarter Brunnen arsenhaltiges Wasser geliefert hätte; aber zweifellos gewährt ein hoher Gehalt an organischen Stoffen den Bakterien günstige Ernährungsverhältnisse und da bei der meist sehr primitiven Bauart der Brunnen in jenem Gebiete das Eindringen von Bakterien aller Art, auch krankmachender, nicht ausgeschlossen ist, so kann die vom Flusse bedingte Verunreinigung des Wassers auch im Falle bester Filterwirkung des Untergrundes dazu beitragen, die von anderer Seite ausgehenden Gefahren für die menschliche Gesundheit nur zu vergrößern.

Zahlreicher als die Klagen über Entstehung von Typhuserkrankungen sind die Beschwerden darüber, daß das durch Gerbereiabwässer verunreinigte Kötschau- und Orlawasser unmittelbar und mittelbar Milzbrandinfektion bei Tieren hervorrufe, sei es, daß die Tiere mit dem Wasser getränkt, oder mit Heu von den durch die Orla überschwemmt gewesenen Wiesen gefüttert wurden. Nach den vonseite des Großherzoglich Sächsischen Direktors des V. Verwaltungsbezirks in Neustadt a. O. und vom Herzoglichen Landesamt zu Roda erbetenen Nachweisen sind in den Orlaortschaften während der Jahre 1893 bis 1903 folgende Milzbrandfälle zur Anzeige gelangt, bezw. entschädigt worden:

	1893	1894	1895	1896	1897	1898	1899	1900	1901	1902	1903	Sa.
Neunhofen	1	—	—	—	2	—	1	1	—	1	—	6
Kolba	—	—	1	—	—	1	—	—	1	2	3	8
Oppurg	—	—	1	1	—	1	—	2	1	—	2	8
Rehmen	—	—	—	1	—	1	—	—	—	1	—	3
Köstitz	—	—	—	—	—	—	—	1	—	1	—	2
Schweinitz	—	—	—	—	—	3	—	1	—	—	—	4
Kleindembach	—	—	1	—	—	—	—	1	—	4	—	6
Langenorla	—	1	1	—	—	—	—	—	1	—	1	4
Freienorla	—	—	—	1	—	—	—	—	2	1	—	4
Summe	1	1	4	3	2	6	1	6	5	10	6	45

In vorstehender Tabelle sind die Gemeinden nicht nach ihrer Zugehörigkeit zu einem der beiden Bundesstaaten — Großherzogtum Sachsen-Weimar und Herzogtum Sachsen-Altenburg —, sondern nach ihrer Lage an der Orla geordnet; Neunhofen ist die erste auf Neustadt a. O. folgende Gemeinde. Es sind somit in dem elfjährigen Zeitraum 1893 bis 1903 alljährlich Milzbrandfälle vorgekommen, im ganzen 45; indes erweisen sich die Zahlen der Tabelle so niedrig, daß wohl größte Vorsicht in ihrer Beurteilung angezeigt erscheint.

Zunächst muß noch angeführt werden, daß die weitere Umgebung des Orlagebietes keineswegs frei von Milzbrand ist. Die amtlichen Mitteilungen aus dem Großherzogtum Sachsen enthalten auch Angaben über die Zahl der in diesem Bundesstaate überhaupt vorgekommenen Milzbrandfälle und stellt sich darnach das Verhältnis der Milzbrandfälle im ganzen Staatsgebiete zu den in den zugehörigen Orlaortschaften angemeldeten wie folgt.

	Großherzogtum	Orlagemeinden		Großherzogtum	Orlagemeinden
1893	34 Fälle	1 Fall	1899	12 Fälle	1 Fall
1894	17 „	—	1900	19 „	5 Fälle
1895	30 „	3 Fälle	1901	8 „	2 „
1896	28 „	2 „	1902	23 „	9 „
1897	30 „	2 „	1903	15 „	5 „
1898	27 „	3 „			

Es geht daher keinesfalls an, die im Orlagebiete beobachteten Milzbrandfälle ohne weiteres auf die Verunreinigung der Orla zurückzuführen. Ein solcher Zusammenhang würde sich aber gleichwohl ableiten lassen, wenn etwa die Gruppierung der Milzbrandfälle eine derartige wäre, wie sie beispielsweise bei der Verunreinigung der Schmeie durch die Gerbereien in Ebingen als beweisend anerkannt worden ist. War dort die Zahl der Milzbrandfälle von 3 in Truchtelfingen auf 37 in Ebingen und 62 in dem unterhalb gelegenen Straßberg angestiegen, um in den folgenden Ortschaften auf 13, 9, 3, 11, 4 zurückzugehen, so läßt die vorstehende Zusammenstellung eine derartige Gruppierung nicht erkennen. In Neustadt selbst ist in der elfjährigen Periode überhaupt nur ein Fall gemeldet worden (1901); und wenn auch die nächstfolgenden Ortschaften Neunhofen, Kolba und Oppurg mit 6, 8, 8 Fällen schwerer belastet erscheinen als alle anderen unterhalb gelegenen Gemeinden, so kann diese Tatsache doch keinesfalls als zwingender Beweis für einen ursächlichen Zusammenhang zwischen dem Auftreten des Milzbrandes und der Einwirkung der Gerbereien in Neustadt a. O. auf die Orla angesehen werden, denn erstlich sind die absoluten Zahlen zu niedrig, die Unterschiede zu gering, um zu einem solchen Schlusse zu berechtigen, und zweitens dürfte man, selbst wenn die kleine Mehrheit von Fällen in Neunhofen, Kolba und Oppurg als Beleg für den Einfluß der Orla angesehen werden könnte, erwarten, daß der Einfluß der Gerbereien in Pößneck wohl in gleichem Maße hervorträte, wie der der Neustädter Gerbereien, zumal da die Abgänge aus Pößneck bis zu den Ortschaften Köstitz, Schweinitz, Kleindembach einen viel kürzeren Weg zurückzulegen haben, als jene aus Neustadt a. O. Von einer Steigerung der Milzbrandfälle unterhalb der Einmündung der Kötschau in die Orla hat sich jedoch nichts gezeigt und muß es daher auch aus den vorstehend angegebenen Gründen als unzulässig angesehen werden, die Milzbrandvorkommnisse in den Orlaortschaften in ihrer Gesamtheit auf die Einleitung von milzbrandhaltigen Gerbereiabwässern zu beziehen.

Nur ein Verhältnis ließ sich auffinden, welches zugunsten einer solchen Annahme zu sprechen scheint; berechnet man nämlich die Häufigkeit der Milzbrandfälle in Prozenten des Viehbestandes, so ergibt sich ein wesentlicher Unterschied zwischen den Orlaorten und dem ganzen Staatsgebiete des Großherzogtums Sachsen-Weimar.

Als Anhalte für eine solche Berechnung liegen vor: ein Bericht des Großherzoglich Sächsischen Bezirkstierarztes zu Neustadt a. O., nach welchem der Bestand an Rindern — um solche handelt es sich im vorliegenden Falle fast ausschließlich — in den zu seinem Verwaltungsbezirk gehörigen Orlaortschaften wie folgt beziffert wird.

Im Jahre 1892 betrug die Zahl der Rinder

in Neunhofen	193
in Kolba	213
in Oppurg	255
in Rehmen	142
in Köstitz	97
in Kleindembach	101
Zusammen	1 001 Stücke,

im Großherzogtum Sachsen-Weimar 119720 Stücke. Um nicht mit zu kleinen Zahlen rechnen zu müssen, soll die Gesamtzahl der Milzbrandfälle innerhalb der elfjährigen Periode 1893 bis 1903 herangezogen werden, hierzu bedarf es noch einer Umrechnung der Viehbestandszahlen, und zwar sei noch das Ergebnis der Viehzählung im Jahre 1900 hierzu verwendet. Diese hatte für das ganze Land einen Bestand von 133836 Rindern ergeben. Man wird also einen mittleren Bestand von 126778 oder rund 127000 Rindern zugrunde legen können.

Für die Orlaorte liegt das Ergebnis der Viehzählung im Jahre 1900 nicht vor; man wird aber kaum einen Fehler begehen, wenn man annimmt, daß auch dort die Zahl der Rinder in gleichem Maße wie im ganzen Lande, d. h. von 1001 im Jahre 1892 auf 1119 im Jahre 1900 zugenommen haben dürfte; in gleicher Weise, wie für das ganze Land stellt sich alsdann der mittlere Viehbestand der Orlaortschaften auf 1060 Rinder. Nunmehr berechnet sich die Häufigkeit des Milzbrandes wie folgt:

In den Orlaorten entfielen auf 1060 Rinder 33 Milzbrandfälle oder auf 1000 Rinder 31 Fälle, im ganzen Lande auf 127000 Rinder 243 Fälle, d. i. auf 1000 Rinder 2 Fälle.

Somit erscheinen die Orlaorte 16 Mal stärker belastet als das ganze Staatsgebiet.

Zweifellos ist diese höhere Belastung der Orladörfer wohl geeignet, den Verdacht, daß die Milzbrandvorkommnisse dem Flusse bezw. den Verunreinigungen desselben zuzuschreiben seien, zu bekräftigen, allein als zwingenden Beweis wird man auch sie nicht anerkennen, selbst wenn man den gefundenen Unterschied mit jenem vergleicht, der für die Schmeiedörfer und das Gebiet Hohenzollern festgestellt worden ist; dort waren in den Schmeiedörfern auf 1599 Rinder 103 Milzbrandfälle, oder auf 1000 Rinder 64 Fälle, sonst in Hohenzollern auf 45876 Rinder 138 Milzbrandfälle, d. i. auf 1000 Rinder 3 Fälle berechnet worden, was eine Mehrbelastung der Schmeiedörfer um das 21fache bedeutet. In diesem Falle hatte die schon erwähnte ungleichmäßige Verteilung der Milzbrandfälle die Beweiskraft der höheren Belastung ganz bedeutend erhöht, bei den Orladörfern dagegen war insbesondere der Mangel jeglichen Einflusses der Gerbereien in Pößneck auf die unterhalb gelegenen Orlaorte als Widerspruch gegen die Beweiskraft der statistischen Nachweise hervorgetreten. Man wird überdies bei einem Landgebiete von der Größe und Oberflächengestaltung des Großherzogtums Sachsen-Weimar keinesfalls auf eine ganz gleichmäßige Verteilung der Milzbrandfälle über das ganze Gebiet rechnen können und erwarten dürfen, daß auch ohne Mitwirkung von Gerbereiabwässern in Überschwemmungsgebieten die Krankheit häufiger auftreten wird, als auf den zahlreichen Höhen der thüringischen Lande.

Das Gesagte zusammenfassend hat sich der Reichs-Gesundheitsrat zu der Frage nach der Verbreitung des Milzbrandes im Orlatale dahin auszusprechen, daß, wenn auch nicht mit aller Sicherheit ein ursächlicher Zusammenhang zwischen der Verunreinigung der Orla und den gemeldeten Erkrankungen sich erkennen läßt, so doch die große Wahrscheinlichkeit vorliegt, daß ein Teil der Milzbrandfälle durch die Verunreinigung der Orla mit Abgängen aus den Gerbereien in Neustadt a. O. und vielleicht auch in Pößneck bedingt worden ist. Die zahlreichen Beispiele aus anderen Flußgebieten, in denen mit großer Sicherheit der Zusammenhang zwischen Gerbereiabwässern und häufigen Milzbrandfällen dargetan worden ist, machen es schwer, einen solchen nicht auch für das Orlagebiet für möglich zu erachten, selbst gegenüber dem kleinen, hier vorliegenden statistischen Material.

Es ist bei dieser Gelegenheit noch mit wenigen Worten auf die in die vorliegende Sache verflochtene Frage, ob etwa der am Kommunikationswege zwischen Langenorla und Pößneck gelegene Begräbnisplatz für Milzbrandkadaver der Gemeinde Langenorla dazu beigetragen habe, die Krankheit im Orlagebiete zu verbreiten, einzugehen und zunächst auf die Tabelle über die Todesfälle an Milzbrand während der Jahre 1893 bis 1903 zu verweisen, aus der sich ein Anhaltspunkt für jene Annahme keinesfalls ableiten läßt. Sodann aber hat der Augenschein ergeben, daß die Lage des gedachten Platzes jedenfalls eine höchst ungünstige genannt werden muß, da er unmittelbar an den genannten Kommunikationsweg angrenzt. Haben die in den Akten verzeichneten Unzuträglichkeiten, wie ungenügende Überdeckung der verscharrten Kadaver, langes Liegenlassen der Kadaver vor dem Verscharren, unzulänglicher Abschluß des Zuganges und dergleichen tatsächlich bestanden, so kann die Annahme, daß Milzbrandkeime von dort aus verschleppt worden seien, nicht von der Hand gewiesen werden. Ein Nachweis dafür aber, daß dadurch auch nur ein einziges Stück Rind oder ein anderes Tier mit Milzbrand infiziert worden sei, ist weder versucht worden, noch läßt er sich nachträglich erbringen. Auf keinen Fall läßt sich die ganz ungenügende Beschaffenheit jenes Platzes und die Möglichkeit, daß von ihr eine oder die andere Infektion mit Milzbrand ausgegangen sein könnte, zu einer Entlastung der gewerblichen Anlagen in Neustadt a. O. und Pößneck heranziehen.

Was die Entwicklung übelriechender Fäulnisgase aus den Schlammablagerungen und die Belästigungen durch solche anlangt, so haben die Kommissare zwar bei ihren drei Reisen in das Orlagebiet nicht Gelegenheit gehabt, sich durch eigene Wahrnehmungen davon zu überzeugen, daß zeitweilig das ganze Orlatal mit üblem Geruche erfüllt sei, wie in den Beschwerdeschriften angegeben wird, wohl aber mußten sie zu der Überzeugung gelangen, daß die Angaben hierüber nicht als reine Erfindungen zurückgewiesen werden dürfen. Die bereits geschilderten Vorgänge an dem Wehre der Porzellanfabrik in Freienorla beim Ziehen der Schützen mußten den Eindruck erwecken, daß, wenn etwa durch ein Hochwasser auf der ganzen Länge des Flusses die Schlammablagerungen aufgewühlt und abgeschwemmt werden, oder die Beseitigung des Staus an mehreren Mühlwehren gleichzeitig vorgenommen wird, die Masse der dadurch freiwerdenden Fäulnisgase eine so bedeutende werden kann, daß tatsächlich das Orlatal damit erfüllt wird. Auch bei anhaltend trockner Witterung, stetigem Rückgang der Wassermenge in den Wasserläufen, hoher Temperatur und Windstille ist sehr wohl eine Geruchsentwicklung aus dem freigelegten Schlamme denkbar, die nicht nur die zunächst gelegenen Grundstücke betreffen, sondern sich auf weite Entfernungen hin bemerkbar machen und belästigend wirken muß. Die diesbezüglichen Klagen können als vollkommen glaubhaft und deshalb auch als berechtigt anerkannt werden.

Wenn nun auch den Kommissaren des Reichs-Gesundheitsrates erspart geblieben ist, den höchsten Grad von Luftverunreinigung durch die Orla und Kötschau persönlich festzustellen und auf sich einwirken zu lassen, so kamen sie doch häufig genug in die Lage, sich von der Entwicklung enormer Mengen von übelriechenden Gasen aus den verunreinigten Flußläufen zu überzeugen.

Am schlimmsten lagen die Verhältnisse, d. h. am intensivsten trat die Gasentwicklung naturgemäß dort auf, wo sich massenhaft Schlamm abgelagert hatte, in den Wehrteichen; daß am Wehre bei der Porzellanfabrik in Freienorla und bei der Mühle in Kleindembach auch für Personen, die an üble Gerüche gewöhnt sind, der Gestank kaum erträglich war, ist bereits erwähnt worden; es war auch bei solchen Gelegenheiten jeweilig festzustellen, daß der üble Geruch sich entsprechend der Windrichtung auf weite Entfernungen hin — hunderte von Metern — verbreitete. Da jedoch die Mühlen mit ihren Stauvorrichtungen meist außerhalb der Ortschaften oder in wenig bevölkerten Gemeinden liegen, so sind gerade diese allerschlimmsten Fälle von Luftverderbnis, da sie jeweilig nur eine kleine Anzahl von Anwohnern betreffen und überdies nur zeitweilig unter besonderen Verhältnissen auftreten, nicht von so hoher Bedeutung wie die Verpestung der Luft an den Quellen der Verunreinigung von Orla und Kötschau innerhalb der beiden Städte Neustadt a. O. und Pößneck mit ihrer ungleich dichter wohnenden Bevölkerung. Hier sind es vorzugsweise die zahlreichen Gerbereien, welche übelriechende Stoffe dem Flusse übergeben, indem ihre Besitzer die Häute in aufgestauten Abschnitten der Orla und der Kötschau einweichen, die aus den Äschern herausgenommenen Felle im Flusse waschen, auch wertlos gewordene Gerbflüssigkeiten dorthin ablaufen lassen. In der Tat kann die Gerbergasse in Neustadt a. O., wo in jedem Hause zu beiden Seiten der Orla die Gerberei betrieben wird, als ein klassisches Beispiel schlimmster Art von Flußverunreinigung angesehen werden, dem übrigens die von Gerbereien besetzte Strecke an der Kötschau in Pößneck nicht erheblich nachsteht.

An diesen rings umbauten und dicht bewohnten Abschnitten der beiden Bäche waren bei den beiden Bereisungen im Jahre 1904 stets höchst widerliche Gerüche zu beobachten, die aber nach Mitteilung vollkommen glaubwürdiger Bewohner jener Städte in Fällen schlimmster Art, z. B. im Hochsommer und bei andauernd geringem Wasserstand, noch wesentlich stärker und lästiger auftreten sollen. Sie verbreiten sich alsdann auch in das Innere der Stadt und dringen entsprechend der Windrichtung und Windgeschwindigkeit in die Häuser der Parallelstraßen, wo sich die Bewohner gezwungen sehen, die Fenster zu verschließen und auf Lufterneuerung zu verzichten.

Bemerkenswert ist die den Kommissaren gemachte Mitteilung, daß selbst Pferde den Geruch in der Gerbergasse in Neustadt a. O. nicht ertragen und mitunter scheuen, wenn sie die Rodaer Brücke zu passieren haben.

Der sich aus den Gerbereiabgängen entwickelnde Geruch ist als Fäulnisgeruch zu bezeichnen, er ruft wohl bei den meisten Menschen Unbehagen, in stärkerer Konzentration auch Übelkeit und selbst Brechreiz hervor und es ist sehr wohl denkbar, daß Personen, die, wie z. B. die Müller, den ganzen Tag über gezwungen sind, die übelriechende Luft einzuatmen, die Eßlust einbüßen und schließlich an Verdauungsstörungen erkranken können. Dieser Standpunkt wird ja auch von einer ganzen Reihe von Gutachtern geteilt, wie die große Anzahl von gerichtlichen Entscheidungen erkennen läßt, in welchen auf Grund solcher Gutachten die Hervorrufung übler Gerüche als gesundheitsschädlich verboten wird. Zugleich wird das ästhetische Empfinden, der Sinn für Ordnung und Reinlichkeit durch die üblen, äußerst belästigenden Ausdünstungen nicht weniger als durch den ekelerregenden Anblick des weit über das zulässige Maß verschmutzten Wassers der Vorfluter gröblich beleidigt.

Mißstände wirtschaftlicher Art.

Die Schäden wirtschaftlicher Natur liegen auf der Hand. Wenn man auch nicht von dem Oberflächenwasser einen solchen Reinheitsgrad wird verlangen können, daß es ohne weiteres zu Trinkzwecken benutzbar ist, so sollte im allgemeinen die Reinheit des Wassers von Seen, Flüssen und Bächen doch wenigstens soweit gewahrt bleiben, daß es zu gewissen häuslichen Verrichtungen (Waschen und Spülen), zum Tränken des Viehs und zu bestimmten gewerblichen Zwecken dienen kann. Auch auf fischereiliche Interessen wird Rücksicht zu nehmen sein, ebenso wie der Entwertung des Grundbesitzes infolge von Geruchsbelästigungen vom Vorfluter her durch entsprechende Maßnahmen gesteuert werden muß. Inwieweit solche Forderungen im vorliegenden Fall berechtigt sind, soll später noch besprochen werden.

Ein auch nur leidlicher Zustand der Vorflut ist nun zweifellos bei der Kötschau und Orla nicht vorhanden. Das Wasser der Orla und Kötschau muß als durchaus unbrauchbar zu häuslichen und wirtschaftlichen Zwecken bezeichnet werden; und zwar gilt dieses für die ganze Länge der Orla vom Eintritte in die Stadt Neustadt a. O. bis zu ihrer Mündung in die Saale, desgleichen von der Eintrittsstelle der Kötschau in die Stadt Pößneck bis nach Köstitz, wo die Vereinigung mit der Orla erfolgt.

An keinem Punkte der gedachten Flußabschnitte könnte die Verwendung des Wassers als Trinkwasser gut geheißen werden, und wenn sich auch bei den Bereisungen der beiden Flüsse einzelne Strecken gefunden haben, auf denen das Wasser klar aussah, z. B. zwischen Oppurg und Rehmen, so muß doch auch im Hinblick auf die zuletzt beschriebenen Ereignisse angenommen werden, daß, wenn auch nur zeitweilig, auch in diesen Abschnitten ein nicht nur zum Genusse, sondern auch für die Zwecke der Reinigung des Körpers, der Kleidung, der Wohnung und der Einrichtungsgegenstände ungeeignetes Wasser abfließt. An diesem Urteile kann auch die Wahrnehmung, daß vereinzelt Leute getroffen wurden, die aus der Orla Wasser holten, nichts ändern, denn die Begriffe von der Reinheit und Verwendbarkeit eines Wassers sind leider noch immer in weiten Kreisen recht wenig entwickelt und die Ansprüche an Reinlichkeit meist nur sehr gering. Daß an den stärkst verunreinigten Strecken der Orla und Kötschau, in und unterhalb der beiden Städte Neustadt a. O. und Pößneck, desgleichen an den Wehren im Unterlaufe der Orla jegliche Benützung des verunreinigten Wassers ausgeschlossen ist, wird jedermann zugeben müssen, der nur einmal den Zustand, in dem sich diese Strecken seit Jahrzehnten befinden, gesehen hat; war doch schon vor 19 Jahren ausgesprochen worden, daß die sich durch die Stadt Pößneck wälzende Flüssigkeit kaum mehr als Wasser in gewöhnlichem Sinne des Wortes angesehen werden könne, und diese Kennzeichnung des damaligen Zustandes, die auch von dem zweiten Gutachter des Kaiserlichen Gesundheitsamtes 9 Jahre später vollauf bestätigt wurde, trifft auch gegenwärtig noch allenthalben zu. Die Unbrauchbarkeit wird ebensowohl durch die Trübung, als auch durch die Färbung und den üblen Geruch des Wassers bedingt.

Von Neustadt bis Kolba und weiter, von Pößneck bis zur Saalemündung sind berechtigte Klagen von den verschiedensten Seiten laut geworden.

Diesen Klagen haben sich denn auch die Großherzogl. Sächsische Regierung zu Weimar und die Herzoglich Sächsische Regierung in Meiningen nicht entzogen, vielmehr haben sie versucht, Abhilfe zu schaffen.

Bei der Wichtigkeit, welche die historische Entwicklung der Angelegenheit für die Beurteilung und das Verständnis der ganzen Frage hat, muß notwendigerweise hier näher auf den Verlauf der Verhandlungen seit Erstattung des letzten Gutachtens des Kaiserlichen Gesundheitsamtes eingegangen werden.

Das Gutachten, welches das Kaiserliche Gesundheitsamt im Jahre 1898 hinsichtlich der Verunreinigung der Kötschau und der Orla abgegeben hatte, berücksichtigte nur die Flußstrecken von oberhalb Pößneck bis zur Mündung in die Saale, während die sonst auf weimarischem Gebiet liegende Strecke der Orla, von Triptis bis Köstitz, außerhalb des Bereiches des Gutachtens blieb. Das Gutachten des Kaiserlichen Gesundheitsamtes befürwortete die Erbauung einer gemeinsamen Kläranlage unterhalb des Ortes Pößneck nach dem Vorschlage des Herzogl. Meiningischen Baurats Eichhorn, in welche die Fabrikabwässer in geschlossenem Rohrkanal geführt werden sollten. Angeschlossen sollten werden vor allem die Tuchfabriken, aber auch die Gerbereien. Da in den Fabrikabfallstoffen (Soda, Seife, Walkerdeschlamm) bereits Mittel vorlägen, welche die Anwendung eines weiteren chemischen Klärmittels entbehrlich machen würden, so würde, zumal der Walkerdeschlamm auch die Fähigkeit habe, gelöste organische Substanzen zum Teil mit auszuscheiden, eine mechanische Klärung der Abwässer voraussichtlich genügen, um die hauptsächlichen Mißstände zu beseitigen, wenn es auch bezweifelt werden müsse, daß dadurch das Kötschau- und Orlawasser zu wirtschaftlichen Zwecken (Waschen, Bleichen) wieder geeignet werden würde.

Maßnahmen gegen die Verunreinigung der Kötschau und Orla durch die Abwässer der Stadt Pößneck.

In Verfolg dieses Gutachtens ersuchten die Herzoglich Sächsische Regierung in Altenburg und die Großherzogl. Sächsische Regierung in Weimar die Herzoglich Sachsen-Meiningische Regierung, dahin zu wirken, daß die in dem Gutachten des Kaiserlichen Gesundheitsamtes auch neuerdings wieder konstatierten erheblichen Mißstände beseitigt würden.

Die Herzoglich Meiningische Regierung glaubte jedoch zunächst von einer Anordnung allgemeiner Maßregeln zur Reinigung der gewerblichen Abwässer von Pößneck absehen zu sollen, da zunächst eine Reihe vorbereitender Vorkehrungen (u. a. Herstellung von Wasserleitung und Kanalisation für die Stadt Pößneck) getroffen werden müßten, und man sich durch sachverständige Prüfung der neuesten Kläranlagen die

Überzeugung verschaffen wolle, daß und wie die mechanische Reinigung der Fabrikabwässer von Pößneck mit gutem Erfolg unternommen werden könne.

Die zentrale Wasserversorgung für Pößneck wurde im Jahre 1896 fertiggestellt. Die Wasserleitung führt Quell- bezw. Grundwasser aus einer Entfernung von 7 km der Stadt zu. Es bestehen zurzeit (1907) 1033 Anschlüsse. Anschlußzwang ist nicht vorhanden. Die nicht angeschlossenen Grundstücke sind lediglich auf die zehn öffentlichen, laufenden Brunnen angewiesen. Mit Ausnahme der Fabriken von Rothe und Gebhardt (Lederfabriken) benutzen alle Gewerbebetriebe Leitungswasser zu industriellen Zwecken, größtenteils indessen nur aushilfsweise. Daneben entnimmt die Industrie aus Tiefbrunnen und Bächen täglich etwa noch 5640 cbm; die aus den Bächen entnommene Wassermenge soll täglich 2180 cbm betragen.

Die Tiefkanalisation der Stadt Pößneck wurde im Jahre 1901 beendigt, nachdem bereits unter dem 3. November 1898 ein Ortsgesetz, betr. die Entwässerung der Grundstücke, im Anschluß an die neue Kanalisation der Stadt Pößneck erlassen worden war.

Dieses Gesetz schrieb den Anschluß der bebauten Grundstücke in allen Straßen, welche mit öffentlichen unterirdischen Entwässerungsanlagen versehen werden, behufs Abführung der Niederschlagswässer und der hauswirtschaftlichen Abwässer an den nächsten Straßenkanal vor. Ausgeschlossen bleiben von der Aufnahme in die Kanalisation alle Fäkalien und festen Stoffe, ferner die gewerblichen Abwässer aus Fabriken, Gerbereien und Färbereien. Brauereien dürfen angeschlossen werden, dagegen Schlächtereien nur nach vorheriger Genehmigung des Magistrats und nach Vorschrift desselben bis auf Widerruf. Ausnahmsweise kann auch der Magistrat widerruflich gestatten, daß Pissoirs mit genügender Wasserspülung an die Kanalisation angeschlossen werden.

Das Regenwasser der Abfallrohre in den Höfen, der Hof- und Gartenflächen, ferner das Haus- und Wirtschaftswasser ist durch das Hausableitungsrohr in den Straßenkanal einzuführen.

Jede Ausgußvorrichtung ist mit einem unbeweglichen Rost oder Sieb, die Spülwasserabläufe größerer Küchen und dergleichen außerdem mit einem Fett- und Sandfang zu versehen. Die Ableitung des Regenwassers von Hof- und Gartenflächen ist nur mittelst Schlammfängen zulässig.

Die Neukanalisation mündet rund 400 m oberhalb der Landesgrenze gegen Weimar und oberhalb der Flurgrenze gegen Köstitz in den Fehlbach. Der teilweise noch alte Tonrohrkanal der Orlamünder Straße mündet noch in den überbrückten Fehlbach zwischen den Fabriken von Siegel & Schütze und Zöth & Söhne. Der Anschluß an das Kanalnetz kann erst beim Bau einer noch ausstehenden Straßenstrecke (Ziegelgäßchen) erfolgen. Außerdem sind noch einige Regenauslässe vorhanden, die bei 5-facher Verdünnung des Trockenwetterablaufs in Tätigkeit treten.

Vor den Kanalmündungen finden sich Sandfänge.

Hinsichtlich der Beseitigung und Reinigung der Pößnecker Industrieabwässer wurden weitere Schritte einstweilen nicht unternommen.

Unter dem 14. November 1899 fragte daher die Herzogliche Regierung von

Sachsen-Altenburg an, ob inzwischen Maßnahmen zur Reinigung der Abwässer aus den Fabriken und sonstigen gewerblichen Anlagen von Pößneck und Jüdewein getroffen worden wären.

Die Herzoglich Sächsische Regierung zu Meiningen entgegnete darauf, daß die Beantwortung der Frage, welche Maßnahmen zu treffen seien, abgesehen von der verwaltungsrechtlichen Seite, so namhafte technische Schwierigkeiten böte, daß vor Ablauf von zwei Jahren an die Ausführung entsprechender Maßnahmen nicht gegangen werden könne. In ihrem Auftrage veranstaltete der Herzogliche Baurat Eichhorn zunächst eine Umfrage bei 35 Fabrikinspektionen Deutschlands wegen etwa vorhandener Kläranlagen, welche als Muster für die Pößnecker Verhältnisse dienen könnten, und besuchte im Jahre 1900 die Kläranlagen in Mühlhausen, Kassel, Wiesbaden, Frankfurt a. M., Kaiserslautern und Essen. In seinem Bericht wies Baurat Eichhorn schon darauf hin, daß alle die genannten Städte besondere Schwierigkeiten mit der Unterbringung und Verwertung der Rückstände aus den Kläranlagen hätten. Dieselbe Schwierigkeit würde sich auch für Pößneck ergeben. Er lenkte daher die Aufmerksamkeit der Regierung auf das damals neu in Aufnahme gekommene Degenersche Kohlebreiverfahren, welches Aussicht böte, diese Rückstände nutzbringend zu verwerten.

Um geeignete Maßregeln zur Abstellung der vorhandenen Mißstände treffen zu können, veranstaltete die Herzogliche Regierung in Meiningen im Jahre 1901 Studienreisen zur Besichtigung von Kläranlagen.

Eine Kommission, bestehend aus dem Oberbaurat Fritze, dem Baurat Eichhorn und dem Regierungs- und Medizinalrat Dr. Leubuscher, dem Stadtbaumeister von Pößneck Schönfelder und den Pößnecker Fabrikbesitzern Thalmann, Siegel und Diesel, besichtigte die Kläranlagen der Städte Kassel, Mühlhausen, Leipzig, Potsdam und Berlin (Lichtenberg)[1]. Nach dem Bericht des Oberbaurat Fritze läßt sich keine der vorstehend genannten Anlagen unmittelbar auf die Pößnecker Verhältnisse übertragen. Das Kohlebreiverfahren (Potsdam) sei zu teuer, eine mechanische Klärung nach dem Muster von Mühlhausen würde zuviel Raum beanspruchen und höchstens auf altenburgischem Gebiet (Schweinitz) möglich sein.

Wenn diese oder andere Systeme nicht durchführbar seien, müsse man zu einer Klärung der gewerblichen Abwässer innerhalb der Fabrikgrundstücke übergehen. Solche Anlagen müßten allerdings unter baupolizeilicher Überwachung errichtet und gehalten werden. Der Berichterstatter bezeichnet aber selbst dieses Auskunftsmittel noch als mangelhaft. Regierungs- und Medizinalrat Dr. Leubuscher befürwortet in seinem Bericht in erster Linie das Kohlebreiverfahren, allerdings nicht ohne auf die hohen Kosten zu verweisen. In einer Denkschrift, welche die beteiligten Pößnecker Industriellen ausgearbeitet haben, wird die mangelhafte Methode der Schlammbeseitigung (Klärbeckenrückstände) als ein Hinderungsgrund für das ganze Unternehmen hingestellt. Solche Kläranlagen mit den erzeugten Schlammprodukten bildeten eine weitaus unangenehmere Nachbarschaft als wie sie heute die Kötschau und zum Teil

[1]) Eine biologische Kläranlage wurde nicht besichtigt.

die Orla darstellten. Experimente zur Lösung der Schlammfrage möge man reicheren Städten überlassen. Diese Frage befinde sich noch in den Anfangsgründen, und vor ihrer Erledigung hielten sie die Anlage einer Kläranlage in Pößneck nicht für eine Verbesserung. — Um auch darüber ins klare zu kommen, ob etwa eine Reinigung der Pößnecker Abwässer mittelst des biologischen Verfahrens Aussicht auf Erfolg verspräche, richtete die Herzogliche Regierung in Meiningen unter dem 18. Februar 1902 eine entsprechende Anfrage an das Kaiserliche Gesundheitsamt, gelegentlich welcher zugleich mitgeteilt wurde, daß die Verwendung der Walkerde bei der Wollwarenfabrikation erheblich abgenommen habe, ja daß die Walkerde bei diesem Fabrikationszweige ganz entbehrt werden könne.

In der Antwort des Kaiserlichen Gesundheitsamtes wurde der Effekt einer biologischen Reinigung auf die Pößnecker Fabrikabwässer als zweifelhalt bezeichnet. Die Entscheidung darüber könne indessen nur durch den Bau und Betrieb einer entsprechenden Versuchsanlage gegeben werden. Mehr Aussicht auf Erfolg biete das Rothe-Degenersche (Kohlebrei-) Verfahren. Die Frage, welches der beiden Verfahren durch Anlage und Betrieb höhere Kosten erfordere, liege auf spezialtechnischem Gebiete.

Auf eine abermalige Anfrage der Herzoglich Sachsen-Altenburger Regierung vom 3. Juni 1902 erklärte die Herzogliche Regierung zu Meiningen, daß die Anlage einer gemeinsamen Kläranlage für die gewerblichen Abwässer der Stadt Pößneck wegen Raummangel auf meiningischem Gebiet nicht ausführbar sei, da die Landesgrenze mit der Flurgrenze zusammenfalle. Sie müsse sich daher, zu ihrem eigenen Bedauern, zur Hintanhaltung der übermäßigen Verunreinigung der Wasserläufe in Pößneck darauf beschränken, soweit dies ausführbar sei, die hieran beteiligten Gewerbebetriebe zu Klärvorrichtungen anzuhalten. Sie verhehle sich nicht, daß hierdurch völlig befriedigende Zustände nicht erzielt werden würden. Die Abwässer der Stadt Neustadt a. d. Orla gäben hierfür einen naheliegenden Beweis (s. u.). Übrigens sei der Walkerdeverbrauch jetzt eingeschränkt (550 kg täglich gegen 4000 kg früher) und die Kötschau erhielte jetzt erheblich mehr Wasser durch die Gewerbebetriebe Pößnecks zugeführt als früher. Die Entnahme aus Kötschau nebst Fehlbach und Mühlbach betrage täglich 2173 cbm, dagegen würden täglich aus den Fabriken 5640 cbm der Vorflut zugeführt, sodaß schon dadurch die Verhältnisse gebessert wären. Zur Zeit würden Versuchsanlagen zur Reinigung der Abwässer einiger Fabrikbetriebe vorbereitet, nach deren Ausfall weitere polizeiliche Anordnungen getroffen werden würden.

Dem Magistrat Pößneck gegenüber erklärte sich die Regierung mit der Einrichtung lokaler Versuchs-Kläranlagen unter dem 10. Juli 1902 einverstanden. Bau und Versuchsleitung sollte dem Stadtbaumeister Schönfelder unterstehen, und aus der Staatskasse wurde zu diesen Versuchen der Betrag von M 2000 zur Verfügung gestellt. Der mechanischen Kläranlage wurde die Kläreinrichtung in der Papierfabrik von C. F. Leonhardt in Niederschlema als Muster zugrunde gelegt und im Mai 1903 endlich eine solche Anlage auf dem Grundstück der Flanellfabrik G. F. Thalmann errichtet. Die Kosten der Anlage betrugen rund 1100 M.

Die Kläranlage stellt einen Klärbrunnen dar, welcher aus je einem inneren und äußeren konzentrischen Zylinder besteht, deren Durchmesser sich etwa wie 2 : 3 verhalten. Der äußere Zylinderbehälter ist am Grunde konisch vertieft. Die Steigung der Konuswände beträgt 1 : 3. Der innere Zylinder hat nur etwa die halbe Höhe des äußeren (bis zum tiefsten Punkt gemessen). Das Schmutzwasser passiert vor dem Eintritt in den äußeren Zylinder einen Grobrechen, sinkt im äußeren Zylinder zu Boden und steigt im inneren Zylinder wieder nach aufwärts. Etwas unterhalb der Oberkante des Innenzylinders befindet sich der Ablauf des geklärten Wassers. Der in der konischen Vertiefung des Außenzylinders sich ansammelnde Schlamm wird von Zeit zu Zeit durch eine Schlammpumpe entfernt. Die Durchflußgeschwindigkeit des Wassers durch den Klärbrunnen soll etwa 1 mm pro Sek. betragen. Darnach und nach der zu bewältigenden Wassermenge richten sich für jeden einzelnen Fall die Dimensionen der Anlage.

Nachdem diese Versuchsanlage für die Klärung der Abwässer der Flanellfabrikation geschaffen war, sollte auch eine Versuchskläranlage in einer Lederfabrik (Brüderlein) errichtet werden. Die Herstellung derselben erwies sich indessen angeblich z. Z. als unausführbar, und so wurde dann versucht, die Klärfähigkeit der Brüderleinschen Abwässer durch Versuch mit einem Modell festzustellen, welches eine Verkleinerung der Thalmannschen Anlage im Verhältnis 1 : 20 darstellte.

Nach dem Bericht des Magistrats zu Pößneck vom 5. September 1903 soll sowohl die große Anlage (Thalmann), als auch das Modell hinsichtlich der Klärung einen guten Effekt gehabt haben, indem die Anlagen im ersten Fall 87 % (muß heißen 83 %), im zweiten Fall 97 % „der durch den Trockenrückstand repräsentierten Verunreinigungen" zurückgehalten hätten. In wie weit eine solche Rechnung zulässig ist, soll weiter unten erörtert werden.

Der Magistrat von Pößneck schloß daraus, daß die „Thalmannsche Anlage" wie für die Abwässer der Flanellfabriken, so auch für die Abwässer der Gerberei- und Lederfabriken anwendbar wäre. Indessen hielt er es für zweckmäßig, hier das Urteil eines Hygienikers zu Rate zu ziehen, am besten ein Gutachten des Reichs-Gesundheitsamtes einzuholen.

Die jährlichen Betriebskosten (im besonderen durch die Schlammbeseitigung) der Einzelanlagen würden aber nach dem Magistratsberichte höher sein als bei einer Zentralanlage. Wenn auch die Erbauung einer zentralen Kläranlage auf die bekannten Schwierigkeiten stoße, so würde eine solche jedoch technisch und wirtschaftlich den Vorzug vor Einzelanlagen verdienen. Als Baugelände für eine zentrale Kläranlage würde eine Stelle etwa 600 m unterhalb der Landesgrenze, d. i. unterhalb der Ortslage von Köstitz zu suchen sein. Im weiteren Bericht werden technische Einzelheiten erörtert (Rohrkanal, Gefälle) und schließlich vorgeschlagen, auch die zentrale Kläranlage nach dem Thalmannschen Muster zu bauen. Die zu fördernde Schlammenge wird auf Grund der Versuche an der Thalmannschen Anlage auf 11 000 cbm jährlich wässeriger Schlamm berechnet (bei 50 Betriebswochen). Als Grunderwerb wären 1,25 ha notwendig. Die Anlagekosten einschließlich Rohrleitung pp. werden auf 180 000 M. veranschlagt. Für Verzinsung und Amortisation wären jährlich 8460 M. und für Betriebskosten und Unterhaltung jährlich 5040 M. aufzuwenden, so daß die gesamte Jahresausgabe 13500 M. betragen würde gegenüber 25—34000 M., wie sie bei Einzelkläranlagen zu erwarten stände. Es hänge also alles davon ab, daß ein Platz für die Kläranlage beschafft und unter Meiningische Verwaltung gebracht werde. Da aber eine Besichtigung der Kläranlage der Thalmannschen Fabrik durch eine Kommission der Regierung am 12. September 1903 einen sehr befriedigenden Eindruck machte, so verfolgte die Herzoglich-Meiningische Regierung den Gedanken an eine zentrale Kläranlage vorläufig nicht weiter, wies vielmehr unter dem 15. September 1903 den Magistrat zu Pößneck an, allen gewerblichen Betriebsunternehmern in Pößneck, welche die Abwässer ihrer Betriebe in die fließenden Gewässer des dortigen Gemeindebezirks ableiten, insbesondere den Flanellfabrikanten, Gerbern, Lederwarenfabrikanten und zwar jedem einzeln zu eröffnen, daß gemäß Artikel 43, 100, 101, 105 des Wassergesetzes vom 6. Mai 1872 bei Vermeidung von Zwangsstrafen bis zu 900 Mark und weiterer Zwangsmaßnahmen,

1. bis zum 1. Oktober 1905 die Ableitung von Abwässern aus den gewerblichen Anlagen in die fließenden Gewässer entweder ganz einzustellen oder
2. binnen gleicher Frist so einzurichten sei, daß die Abwässer nur nach erfolgter Reinigung in besonderen von der Bezirkspolizeibehörde als genügend befundenen ständigen Anlagen und Vorkehrungen den fließenden Gewässern zugeleitet werden.
   Hierzu seien
3. innerhalb 6 Monaten vom Tag der Eröffnung dieser Verfügung ab, die Bauzeichnungen, Lagepläne und Beschreibungen dieser zur Reinigung der Abwässer bestimmten Anlagen und Vorkehrungen dem Herzoglichen Landrat in Saalfeld, als Bezirkspolizeibehörde, einzureichen und danach ordnungs- und plangemäß bis zum 1. Oktober 1905 auszuführen und fernerhin in brauchbarem Zustand zu unterhalten. Gegen diese Auflage stehe nach Artikel 105 des Wassergesetzes eine ausschließliche Rekursfrist von 14 Tagen zu. Der Techniker Biertig sei beauftragt, Plan und Kostenanschlag einer geeigneten Reinigungsanlage für die betreffenden gewerblichen Betriebsunternehmer auszuarbeiten, zu welchem Zweck dem genannten Techniker Zutritt zu den gewerblichen Anlagen zu gewähren und alle etwa gewünschten Auskünfte zu erteilen seien.

Ferner erfolgte gleichfalls unter dem 25. September 1903 eine Bekanntmachung des Magistrats, daß das Herzogliche Staatsministerium, Abteilung des Innern, mit Verfügung vom 15. September 1903 Maßnahmen zur Reinhaltung der Kötschau getroffen und ferner angeordnet habe, daß neue Zuleitungen verunreinigender oder schädlicher Zuflüsse in die fließenden Gewässer des Pößnecker Gemeindebezirks verboten seien und daß Ausnahmen von diesem Verbot nur mit seiner Genehmigung gestattet werden könnten.

Gegen diese Anordnung des Herzoglichen Staatsministeriums vom 15. September 1903 erhoben die nachstehend verzeichneten 18 Firmen Klage beim Herzoglich Meiningenschen Oberverwaltungsgericht:

1. J. F. C. Rothe,	10. Büttner & Freysoldt,
2. J. G. Zoeth & Söhne,	11. C. F. Bernhardt,
3. E. Brüderlein,	12. L. Gerhardt[1]),
4. König & Siegel,	13. Horn & Co.[2]),
5. F. Haller,	14. Gebr. Schmeißer[3]),
6. F. G. Roßner,	15. Fischer & Seige,
7. C. G. Bernhardt,	16. E. Gebhardt,
8. Siegel & Schäller,	17. C. H. Rahnis,
9. Siegel & Schütze,	18. C. G. Wölfel & Söhne.

Bei der Klageerhebung behaupteten die nachstehenden Firmen, bereits genügende Anlagen zur Reinigung von Abwässern zu besitzen:

a) 1. E. Brüderlein,
2. F. G. Roßner (nach System Friedrich Leipzig),
3. C. G. Bernhard (Anlage kostete 8000 Mark, jetzt Seifenwalke, statt billigerer und besserer Erdwalke),
4. Siegel & Schäller,
5. Fischer & Seige (Anlage kann unter Umständen noch vergrößert werden),

b) Die Firmen:

1. J. G. Zoeth & Söhne,	4. Wölfel & Söhne,
2. Siegel & Schäller,	5. E. Brüderlein,
3. Siegel & Schütze,	6. L. Gerhardt

behaupteten ferner, daß sie zur Herstellung der erforderlichen Reinigungsanlagen nicht den genügenden Raum hätten und dessen Beschaffung unmöglich oder nur mit großen Kosten möglich sei.

In bezug hierauf sei bemerkt, daß das Herzogliche Staatsministerium sich auf den Standpunkt stellte, daß der Maßstab der Thalmannschen Kläranlage in Vergleich zu ziehen sei; daß außerdem aber nicht nur darauf Rücksicht zu nehmen sei, daß der erforderliche Raum bereits im Eigentum des Betriebsinhabers zur Verfügung stehe, sondern auch darauf, ob es nicht möglich sei, ihn durch Neuerwerb benachbarten Landes zu beschaffen.

Gegen die Anordnung des Herzoglichen Staatsministeriums wurden außerdem noch folgende Gründe von verschiedenen Firmen geltend gemacht:

a) Die betreffenden gewerblichen Anlagen beständen, ohne daß ihnen einschränkende Bedingungen auferlegt wären, schon seit so langer Zeit, daß sie ein verjährtes Anrecht für die Ableitung der Abwässer in die Kötschau zu besitzen behaupteten.

---

[1]) Zog die Klage zurück.

[2]) Erheben nur insofern Rekurs, als sie sich für Platz, Art und Weise der Kläranlage und Verwendung des fortzuschaffenden Schlammes einen eigenen Plan ausarbeiten wollen; zogen die Klage zurück.

[3]) Zogen die Klage zurück.

b) Die angeblichen Übelstände seien übertrieben worden; einzelne Firmen geben auch an, die von ihnen stammenden Abwässer seien an Menge nur gering und unschädlich.

c) Die mit der Thalmannschen Kläranlage bisher erzielten Erfolge seien bisher so unbedeutend, daß selbst eine Abschwächung des angeblichen Übels völlig ausgeschlossen erscheine.

d) Man wisse nicht, wohin die Abwässer geleitet werden sollten, wenn nicht in die Kötschau.

e) Auch allen anderen flußabwärts belegenen gewerblichen Anlagen müßten die gleichen Verpflichtungen auferlegt werden.

Zoeth & Söhne fordern dies für:

Albert Fischer, Gerberei,
Brüderlein, Gerberei,
Eberlein, Porzellanfabrik,
Conta & Böhme, Porzellanfabrik,
Thalmann, Flanellfabrik,
Fischer & Seige, Flanellfabrik,
Roßner, Flanellfabrik,
Siegel & Schütze, Flanellfabrik und
R. Berger, Schokoladenfabrik.

f) Die Klagen der Orlaanwohner würden verstummen, wenn die Orla reguliert würde.

g) Zwei Flanellfabriken (Bernhardt und Siegel & Schütze) behaupteten, daß ihre Abwässer nicht so schmutzig seien wie die von Gerbereien. Walkerde werde fast nicht oder nicht mehr verarbeitet; das Wasser durchlaufe bereits Klärbassins, und die Walk- und Färbhaare, sowie andere Unreinigkeiten würden durch Siebe abgefangen.

h) Einzelne Gewerbetreibende behaupten die Kosten nicht aufbringen zu können, sie zu tragen, sei Sache des Staates.

i) Zum Teil erklären sich die Unternehmer einverstanden, wollen aber erst Gewißheit über die Möglichkeit und den Umfang einer Anlage und deren Unterhaltung haben.

k) Kalk und Lohbrühe sollen die Flußläufe nicht verunreinigen, sondern klärend und desinfizierend wirken (Gebr. Schmeißer).

Gegen diese Klage der Firma I. F. C. Rothe und Genossen erhob das Herzoglich Sächsische Staatsministerium Widerspruch und beantragte, daß die angefochtene Verfügung vom 15. September 1903 allenthalben bestätigt werde, führte auch zur Begründung folgendes aus:

1. Die in Frage stehenden gewerblichen Anlagen führen dem Kötschaubach und damit der Orla stark verunreinigte Fabrikationsabwässer zu und rufen dadurch erhebliche Belästigung, Gesundheitsgefahr und wirtschaftliche Benachteiligung hervor. — Zu vergleichen die Untersuchungen des Kaiserlichen Gesundheitsamts. —

2. Daher entspreche es den Bestimmungen des Art. 42 des Gesetzes vom 6. Mai 1872, die Benutzung und Behandlung der Gewässer betreffend, wenn den beteiligten Betrieben die Verpflichtung zur Einrichtung der erforderlichen Reinigungsanlagen auferlegt werde.

3. Hiergegen könne aus dem Grund der Verjährung oder der den einzelnen Fabriken erteilten Bauerlaubnis ein privatrechtlicher Anspruch auf die weitere Zuleitung der Abwässer in die Flußläufe nicht abgeleitet werden.

4. Auch der Einwand, daß häufigeres Schlämmen der Bachläufe die Übelstände abstellen werde, sei hinfällig, denn

a) würde damit die ständige Zuleitung der Abwässer nicht gehindert werden,

b) würde durch häufigeres Aufwühlen der in den Flußbetten angesammelten großen Mengen faulender Stoffe eine Gefahr für die Anwohner der Flußläufe herbeigeführt werden.

5. Es sei durch Untersuchungen ermittelt, daß zur Reinigung der Abwässer nur sehr wenig Raum in Anspruch nehmende und nur geringe Anlagekosten verursachende Einrichtungen genügten (Thalmannsche Anlage); diese eigene sich auch für Abwässer der Lederfabrikation.

Zu gleichen Ergebnissen würde wohl auch das Kremersche Reinigungsverfahren führen.

Doch solle hier zunächst ein Spielraum gelassen werden.

6. „Dagegen, heißt es in den Ausführungen weiter, halten wir zurzeit eine für die Reinigung der Abwässer aller Gewerbebetriebe von Pößneck genügende gemeinsame Anlage (s. g. Kläranlage) im Bereich des Herzogtums für unausführbar. Denn flußabwärts tritt nicht nur die Flurgrenze von Pößneck-Jüdewein, sondern mit dieser zusammenfallend zugleich die Landesgrenze gegen Weimar so unmittelbar und dicht vor den bebauten Teil der Stadt Pößneck und an das Baugebiet der weimarschen Gemeinde Köstitz heran, daß für eine größere Abwässerreinigungsanlage, die unvermeidlich durch Schlammablagerung, Verdunstung und Geruch die nähere Umgebung belästigen würde, innerhalb der Landesgrenze und im unmittelbar anstoßenden Gebiet des Nachbarstaates kein Raum gegeben ist."

Unter dem 6. April 1904 entschied das Herzoglich Meiningensche Oberverwaltungsgericht entsprechend dem Antrag des Herzoglich Meiningenschen Staatsministeriums, daß die Klage auf Kosten der Kläger abzuweisen sei und zwar mit folgender Begründung.

Die Verunreinigungen der Pößneck durchziehenden Bachläufe und der Orla geben schon seit langer Zeit zu Klagen Veranlassung. Diese Verunreinigungen sind bedingt durch die Abwässer der Flanellfabriken und der Gerbereien (vergl. Gutachten des Kaiserlichen Gesundheitsamts in den Arbeiten aus dem Kaiserlichen Gesundheitsamte, Bd. XIV). Neuere Untersuchungen haben dies und die daraus erwachsende ernste Gefahr bestätigt.

Diese das öffentliche Wohl bedrohenden Mißstände zu beseitigen, ist die Behörde verpflichtet. Demgegenüber treten die privaten angeblich ersessenen Rechte und Ansprüche zurück. Die Bestimmungen des Wassergesetzes geben der Behörde ohne Einschränkung das Recht, die Einleitung verunreinigter Abwässer in die Flußläufe zu verbieten. Dann ist sie aber auch befugt, Vorschriften für die Reinigung des abzuleitenden Wassers zu erlassen, wobei allerdings auch die Interessen der Gewerbetreibenden zu berücksichtigen sind. Daß es möglich ist, solche Reinigungsanlagen ohne erhebliche Kosten herzustellen, hat die hergestellte Probeanlage bewiesen.

Die Behauptung mehrerer Kläger, ihre Abwässer seien nicht verunreinigt, ist durch örtliche Besichtigung vom 10. Dezember 1903 widerlegt. Aus den gewerblichen

Anlagen aller Kläger, auch derjenigen, die Klärvorrichtungen besitzen, gehen verunreinigte Abwässer in die Flußläufe. Die Gesamtheit bedingt die Mißstände; jeder einzelne muß zur Reinigung angehalten werden.

Die Anordnungen der beklagten Behörde müßten daher als gesetzmäßig durch die Interessen des öffentlichen Wohls geboten und zweckmäßig anerkannt werden.

Inzwischen hatten sich die Einwohner von Langenorla, Kleindembach und Schweinitz beschwerdeführend an die zuständigen Zentralbehörden über die durch die Verschmutzung der Orla bedingten gesundheitswidrigen Zustände gewandt, indessen ohne Erfolg. Das Reichsamt des Innern nahm daher Veranlassung, unter dem 19. August 1903 bei der Herzoglich Meiningenschen Regierung anzufragen, was im Benehmen mit den beteiligten übrigen Bundesregierungen zur Abhilfe geschehen sei. In ihrem Antwortschreiben vom 19. September 1903 wies die Herzogliche Regierung in Meiningen darauf hin, daß die hochgradige Verunreinigung der Orla keineswegs allein auf die Einläufe aus der Stadt Pößneck in den Kötschaubach zurückzuführen sei, auch liege kein Anhalt dafür vor, daß die behaupteten Übertragungen von Milzbrand im Orlatal etwa auf die Einflüsse von Gerbereien der Stadt Pößneck zurückzuführen wären. Eine Besserung der Verhältnisse sei schon eingetreten durch die in der Stadt Pößneck mit großen Kosten geschaffene Tiefkanalisation, durch welche die Fäkalien von der Vorflut ferngehalten würden, und durch das Verschwinden der Walkerde aus den gewerblichen Betrieben. Die mechanische Reinigung der Fabrikabwässer sei noch nicht gelungen. Eine zentrale Reinigungsanlage für sie zu schaffen, sei wegen Grenzschwierigkeiten nicht möglich. Es sei daher unter dem 15. September 1903 an die beteiligten Gewerbetreibenden die Anordnung ergangen, Einzelkläranlagen einzurichten nach dem Muster einer Versuchs-Kläranlage, welche auf dem Grundstück der Flanellfabrik von G. F. Thalmann errichtet worden sei. Es würde für die Herzogliche Regierung von großem Interesse sein, wenn das Kaiserliche Gesundheitsamt oder der hiermit verbundene Reichs-Gesundheitsrat Veranlassung nehmen wollte, die genannte Versuchsanlage auch seinerseits auf ihre Brauchbarkeit zu prüfen, eventuell an einem im Verhältnis 1 : 20 gefertigten Modell.

Im Verlauf der weiteren Verhandlungen wurde dann, wie oben mitgeteilt, der Reichs-Gesundheitsrat vom Reichskanzler beauftragt, sich gutachtlich über Mittel zur Beseitigung der gesundheitsschädlichen Verunreinigung der Orla zu äußern.

Maßnahmen gegen die Verunreinigung der Orla durch die Abwässer der Stadt Neustadt a. d. Orla.

Die Verunreinigung der Orla durch die Stadt Neustadt a. d. Orla findet statt, so lange als Gerbereien und Tuchfabriken in Neustadt bestehen.

Nach einem Bericht des Großherzoglichen Bezirksdirektors vom 18. Juni 1894 an das Großherzogliche Staatsministerium in Weimar pflegen wegen der Verunreinigung auf der Strecke von Döhlen abwärts bis hinter Neunhofen Fische in der Orla überhaupt nicht vorzukommen. Der Zustand der Orla hätte sich in den letzten 10 Jahren wesentlich verschlimmert. Trotzdem wären Beschwerden über den jetzt bestehenden Zustand der Verunreinigung nicht erhoben worden, was nach Ansicht des

Bezirksdirektors wohl auf den Umstand zurückzuführen ist, daß man schon seit Menschen Gedenken das Orlawasser zu Wirtschaftszwecken nicht mehr benutzt hat und daß die Fischerei in derselben seit einer längeren Reihe von Jahren nicht mehr verpachtet worden ist.

Trotzdem hielt sich die Großherzoglich Sächsische Regierung für verpflichtet, gegen die Verunreinigung der Orla auch auf weimarischem Gebiet vorzugehen, und ließ im Jahre 1894 durch den Bezirksdirektor in Neustadt a. d. Orla die Quellen der Verunreinigung, die etwa vorhandene Berechtigung zum Einleiten von Abwässern, die Schädlichkeit der Verschmutzung sowie die dagegen getroffenen Vorkehrungen feststellen. Diese Feststellung ergab, daß 5 Tuchfabriken und 26 Gerbereien in Neustadt a. d. Orla an der Verunreinigung beteiligt waren. Der Bezirksdirektor empfahl schon damals, die Gemeinde Neustadt zu veranlassen, eine Kanalisation anzulegen, an diese Kanalisation auch die Gerbereien und Tuchfabriken anzuschließen und die gesammelten Abwässer unterhalb der Stadt in einem Klärbassin zu reinigen. Sollte dieser Vorschlag zu einem Ergebnis nicht führen, so heißt es in dem Bericht des Bezirksdirektors vom 15. September 1894, so würde ich folgende Maßnahmen in Vorschlag bringen:

1. Gegenüber den benannten Fabrikbesitzern werden zunächst, nachdem sich herausgestellt hat, daß durch die Einleitung ihrer Fabrikabwässer die Fischereirechte der Gemeinde Neustadt und der Gemeinden Neunhofen, Laußnitz und Kolba geschädigt werden, die Bestimmungen des § 37 Absatz 1 und 2 des Fischereigesetzes zur Anwendung zu bringen sein.

Gegenüber dem Fabrikanten Küntzel, welcher die zur Einleitung seiner Fabrikabwässer erforderlichen Vorkehrungen schon vor der Gültigkeit des Gesetzes vom 6. Mai 1876 hergestellt hat, befürchte ich keine Weiterungen aus dem Absatz 3 des obengenannten § 37; wenn solche wider Erwarten trotzdem eintreten sollten, würde ich wegen sanitäts- und verkehrspolizeilicher Bedenken — die Abwässer fließen in einem offenen Graben entlang eines sehr begangenen Fußweges und rufen übelriechende Ausdünstungen hervor — die Beseitigung der jetzigen Abflußleitung anstreben.

2. Die Besitzer der Gerbereianlagen werden unter Hinweis auf den § 42 des Wasser- und Uferbaugesetzes dahin zu verständigen sein, daß die Benutzung des Orlawassers zur Einweichung und Abspülung der Häute meine Erlaubnis voraussetze, und mit Anweisung zu versehen sein, um diese Erlaubnis nachträglich einzukommen.

Bei der Stellungnahme gegenüber Gesuchen dieses Inhalts wird jedenfalls als Bedingung zu stellen sein, daß das Einweichen frischer Häute, sowie das Waschen geschwitzter Häute gar nicht, das Waschen mit Gaskalk, Arsen usw. enthaarter Häute erst dann stattfinden darf, wenn die letzteren von dem ihnen anhaftenden Kalk usw. tunlichst bereits in den Anlagen befreit worden sind.

Schwieriger wird sich die Beseitigung derjenigen Übelstände gestalten, welche durch die bisherige Einleitung der flüssigen und festen Abgänge hervorgerufen sind. Man könnte an eine Abhilfe auf dem Wege denken, daß den Besitzern der bestehenden Gerbereianlagen angesonnen wird, nachträglich solche Einrichtungen zu treffen, wie sie heutzutage bei Erlaubniserteilungen zur Errichtung von Gerbereianlagen als Bedingungen gestellt zu werden pflegen und welche im wesentlichen darin bestehen, daß für die Aufnahme der Abgänge — flüssiger wie fester — Sammelgruben angelegt werden, deren Räumung nach der Bestimmung der Ortspolizeibehörde in angemessenen Zwischenräumen zu erfolgen hat, und daß die Einrichtung besonderer Kalk- bezw. Lohgruben vorgesehen wird.

Allein es wird ein zwangsweises Vorgehen nach dieser Richtung hingesehen auf die Bestimmungen in § 1, 25 Absatz 2 der Gewerbeordnung nicht für angängig erachtet werden können, außerdem würde die bei weitem größere Anzahl der Besitzer der in Betracht kommenden Anlagen wegen Raummangels nicht in der Lage sein, Einrichtungen der vorerwähnten Art zur Ausführung zu bringen.

Ein Verbot der bisherigen Einleitung würde zur Folge haben, daß eine ganze Anzahl von Besitzern kleinerer, seit länger als einem Jahrhundert bestandener Gerbereien ihren Betrieb einstellen müßten, und dürfte daher kaum ernstlich ins Auge gefaßt werden können.

Hierbei darf nicht außer acht gelassen werden, daß schon durch das Einweichen und Abspülen der Häute, zu welchen beiden Verrichtungen nach Lage der Verhältnisse die Benutzung des Orlawassers nicht umgangen werden kann, der Gebrauch des letzteren als Wirtschaftswasser wesentlich beeinträchtigt werden wird und daß auch dasselbe als Fischwasser nicht mehr recht geeignet erscheint.

Hingesehen auf diese Sachlage dürfte es angezeigt erscheinen, lediglich diejenigen Gerbereibesitzer, welche den nötigen Raum zur Verfügung haben, zur Herstellung von Sammelgruben und anderen dergleichen Einrichtungen anzuhalten, bei denjenigen Besitzern aber, auf deren Seite dies nicht der Fall ist, es bei dem bisherigen Zustande bewenden zu lassen, vielleicht mit der Maßgabe, daß diejenigen Abgänge an Kalk und Tauben- bezw. Hundekot, welche jetzt in die Orla miteingeführt werden, unschädlich, z. B. durch Hinausschaffen aufs freie Feld, beseitigt werden.

Das hiernach erforderliche Vorgehen gegen die beteiligten Anlagenbesitzer dürfte nicht zu überstürzen sein. Es handelt sich im Fragefalle um althergebrachte, seit länger als 100 Jahren bestandene Verhältnisse, auf deren Weiterbestand die Beteiligten umsomehr ein wohl erworbenes Recht zu haben vermeinen, als von zuständiger behördlicher Seite noch niemals Veranlassung genommen worden ist, gegen die von ihnen bewirkte Benutzung des Orlawassers einzuschreiten. Der Erfolg, welcher sich als Ergebnis eines behördlichen Einschreitens in den in Frage kommenden Richtungen zeigen wird, dürfte voraussichtlich ein verhältnismäßig geringer sein und in einem Mißverhältnis zu einer etwaigen Mißstimmung stehen, welche ein scharfes Vorgehen zweifellos im Gefolge haben würde. Das Orlawasser wird auf seinem Laufe durch den Stadtbezirk Neustadt a. O. niemals die Eigenschaft eines guten Fischwassers bekommen können und ebensowenig wird dessen wirtschaftliche Benutzung in nennenswerter Weise zu ermöglichen sein, ein Übelstand, welcher für den beteiligten Kreis der hiesigen Einwohnerschaft sich umsoweniger fühlbar macht, als die vor einigen Jahren hergestellte Wasserleitung dem wirtschaftlichen Bedürfnisse Genüge zu leisten geeignet und letztere auf das Orlawasser nicht angewiesen ist.

Die Gemeinde Neustadt kam indessen vorläufig zu dem Entschluß (7. Oktober 1895), daß von der Herstellung einer zentralen Kläranlage einstweilen abzusehen sei, zumal ein bewährtes System dafür nicht existiere, und der Erfolg nicht im richtigen Verhältnis zu den Aufwendungen stehen würde. Dahingegen möchten die einzelnen in Betracht kommenden Gewerbetreibenden angehalten werden, ihre Abwässer vor der Einführung in die Orla oder den Siechenbach zu klären.

Dieser Anregung wurde Folge gegeben, und zunächst den Tuchfabriken auf Grund des § 37 des Fischereigesetzes die Anlage von Klärbassins aufgegeben. Von einer Klärung der Gerbereiabwässer glaubte man zunächst absehen zu sollen, da einer großen Anzahl von Gerbereien der nötige Platz für eine Kläranlage nicht zur Verfügung stehe.

So wurden denn bis zum Jahre 1898 die 6 Tuchfabriken der Stadt mit Kläranlagen ausgestattet, welche alle im wesentlichen gleichartig nach den Vorschlägen des Landbaumeisters Häßner konstruiert waren.

Als Beispiel möge die Beschreibung der Senkgrubenanlage für das Abfallwasser aus der Tuchfabrik von C. F. Könitzer dienen.

Das Abfallwasser, welches bei der Walkerei und Wollwäscherei entsteht, wird in einer 1,0 : 1,50 m großen Grube gesammelt und gelangt von letzterer nach einer 2,65 : 3,60 m großen Grube; von da in einem offenen Graben von etwa 13,0 m Länge nach dem ca. 120,0 m langen Kanal, welcher im nördlichen Teile des Grundstücks ausmündet.

Die beiden vorhandenen Gruben befinden sich in gutem baulichen Zustande, doch sind vor den Abflußrohren Staubleche anzubringen. Zum nochmaligen Sammeln des Abfallwassers soll eine dritte Grube von 2,50 m Länge, 2,00 m Breite und ca. 1,25 m Tiefe, in welche auch das Wasser aus der Färberei geleitet wird, das feste Stoffe nur in ganz geringen Mengen mit sich führt, angelegt werden.

Die Grube ist von Backsteinen mit verlängertem Zementmörtel zu mauern, in der Sohle mit desgleichen zu pflastern und an den Wänden zu tünchen. Auf die Umfassungswände sind Abdeckplatten von Stein oder Rollschicht von Backsteinen mit Zementmörtel zu verlegen. Vor das 25 cm weite Abflußrohr nach dem tiefer liegenden Kanal ist ein, etwa 30 cm unter das Rohr reichendes Staublech anzubringen.

In den erteilten Konzessionen befand sich stets folgende Klausel: Falls, ungeachtet dieser Vorkehrungen, die erhoffte Reinhaltung der Orla von den der Fischerei schädlichen Abwässereinleitungen aus den in Frage kommenden Fabrikanlagen nicht einträfe, sollten die Unternehmer gehalten sein, alle diejenigen Einrichtungen zu treffen, welche zur tunlichsten Abwendung von Schäden für fremde Fischereirechte für notwendig erachtet werden.

Im Jahre 1897 wurde die Kanalisation der Stadt Neustadt an der Orla begonnen. Zurzeit (1907) sind 504 Wohnhäuser an die Kanalisation angeschlossen. Es besteht Anschlußzwang. Die Kanäle nehmen sowohl Hausabwässer, wie Regenwässer und gewerbliche Abwässer von einigen Gerbereien und Tuchfabriken auf, und zwar wird das Regenwasser durchweg mit abgeführt. Eine Einleitung von Fäkalien in die Kanäle ist nur in einzelnen Fällen gestattet. Es bestehen zurzeit 10 Wasserklosetts, im übrigen werden die Fäkalien in Gruben (ohne Überläufe) gesammelt, von Zeit zu Zeit abgefahren und landwirtschaftlich verwertet. Das gleiche geschieht mit dem Hausmüll, dem Straßenkehricht und dem Schlamm aus den industriellen Reinigungsanlagen. Eine besondere Abführung der Kühl- und Kondenswässer der Fabriken findet nicht statt.

Die Abwässer münden an drei Stellen in die Vorflut. Vor ihrer Einmündung passieren sie eine Art von Sandfang, sodaß gröbere Schmutzstoffe nicht mit in die Vorflut gelangen können.

Die Einmündungsstellen sind 1. an der Orlabrücke der Rodaerstraße in die Orla, 2. beim Rauhause in den Mühlgraben und 3. am Leichenhause in den Siechenbach.

Die durch die Erbauung der Klärbassins für die Tuchfabriken und durch die Erbauung der Kanalisation geschaffene Verbesserung der Verhältnisse war nur gering.

In den Akten (1900) findet sich die Notiz, daß die von den Neustädter Tuchfabrikanten eingerichteten Klärbassins wenigstens den Erfolg gehabt hätten, daß eine Verschlechterung in der Verunreinigung des Orlawassers trotz Vermehrung bezw. Vergrößerung der Gerbereien [1]) verhütet worden sei. Nach wie vor wird aber u. a. über die stark belästigenden üblen Ausdünstungen des Orlawassers Klage geführt. Man hoffte nun, daß eine Regulierung der Orla Besserung schaffen würde, d. h. daß mit dem besser werdenden Gefälle die Ablagerung der Sinkstoffe zurückgehen würde. Die Anlage einer zentralen Kläranlage unterhalb der Stadt an der Ehrlichsmühle für die gesamten Abwässer, wie sie der Bezirksdirektor vor Jahren schon vorgeschlagen hatte, wurde als ein unmögliches Projekt angesehen, da die Stadt Neustadt durch die in den letzten Jahren zur Ausführung gebrachte Kanalisation und Pflasterung unverhältnismäßig große Ausgaben gehabt hätte (300000 M.) und durch mehrfache Konkurseröffnungen eine erhebliche Einbuße an Steuerkapital eingetreten wäre (Berichte des Bezirksdirektors vom 3. Dezember 1901).

So wurden denn von dem Diplom-Ingenieur J. Kölzow in Jena im Jahre 1902 „Vorschläge über Maßnahmen zur Verbesserung der Abflußverhältnisse der Orla bei Neustadt und zur besseren Reinigung der in die Orla eingeleiteten gewerblichen und Fabrik-Abwässer“ ausgearbeitet. In Betracht kam eine Regulierung der Orla in den Fluren Molbitz, Neustadt und Neunhofen. Diese Vorschläge hielten sich nach Meinung des Bezirksdirektors innerhalb der Grenzen des erreichbaren und sollten einen Kostenaufwand von etwa 15000 M. verlangen. Die Gemeinde Molbitz lehnte es indessen glattweg ab, sich an der Begradigung der Orla zu beteiligen; die Gemeinde Neustadt machte ihre Beteiligung abhängig von einem reichlich bemessenen staatlichen Zuschuß, desgleichen die Gemeinde Neunhofen. Da die Ausübung eines Zwanges auf die betreffenden Gemeinden zum Teil ausgeschlossen war, so ließ man dieses Projekt wieder fallen und wandte sich wieder dem Vorschlage einer gemeinsamen Kläranlage zu. Das Projekt (Klärbecken) hierzu wurde im Jahre 1903 von dem Großherzoglichen Landbaumeister Lehmann in Neustadt a. d. Orla aufgestellt. Dasselbe stellte sich nur zur Aufgabe, dem Abwasser „so viel Schmutzstoffe zu entziehen, daß Verschlämmen der Ufer und der Sohle, Fäulnisvorgänge und damit zusammenhängende Geruchsbelästi-

---

[1]) Auch in einzelnen Gerbereien wurden unterdessen Kläranlagen gebaut.

gungen nicht mehr auftreten können“. Weitergehende Ansprüche würden die Kosten zu stark erhöhen. (Näheres über das Projekt siehe Teil V).

Die Kosten für das Klärbecken wurden auf 22000 M. und später auf 30000 M. veranschlagt, die jährlichen Unterhaltungskosten auf 5000 M. Zu diesen Unkosten wurde seitens der Gemeinde Neustadt eine staatliche Beihilfe von 15000 M. als notwendig erachtet. Der Sparkassenverein zu Neustadt bewilligte von dem Reingewinn des Jahres 1903 4000 M. zu dem gleichen Zweck.

Inzwischen hatte sich die Allgemeine Städtereinigungsgesellschaft m. b. H. in Wiesbaden erboten, ein Projekt für die Reinigung der gewerblichen Abwässer der Stadt Neustadt aufzustellen. Der gutachtliche Bericht der Gesellschaft wurde unter dem 15. April 1904 erstattet. In demselben wird das Projekt des Großherzoglichen Landbaumeisters Lehmann als vollständig unzureichend erklärt, wenn das Orlawasser von allen grobsinnlich wahrnehmbaren Verunreinigungen befreit werden solle, also selbst für eine weitgehende mechanische Reinigung reiche die projektierte Anlage aus verschiedenen Gründen nicht aus. Die Gesellschaft empfiehlt daher, für Neustadt einen einheitlichen Kanalisationsentwurf zu bearbeiten, nach welchem die Abwässer von den Gerbereibetrieben sowohl als auch aus den Haushaltungen in geschlossenen unterirdischen Kanälen einer gemeinsamen Abwasserreinigungsanlage zugeleitet werden. Die bisher bewirkte Vorreinigung der Industrieabwässer brauchte nur in einzelnen Fällen bestehen zu bleiben. Die bereits ausgeführte Neustädter Kanalisation könne bei dem Projekt mit benutzt werden. In der zu errichtenden Zentralreinigungsanstalt müssen alle Abwässer mechanisch geklärt und anschließend darin einer Nachbehandlung vermittelst intermittierender Filter unterworfen werden. Durch eine solche Anlage würde man alle Mißstände beseitigen. — Da ein solches Projekt erhebliche Kosten beansprucht, so wurde vorgeschlagen, zunächst andere Firmen um Vorschläge anzugehen. —

In dieser Zeit beauftragte der Reichskanzler den Reichs-Gesundheitsrat mit der Erstattung des vorliegenden Gutachtens.

V. Die Ergebnisse der Ortsbesichtigung im Februar 1907 und die Maßnahmen, welche nach Ansicht des Reichs-Gesundheitsrats zur Abstellung der Mißstände getroffen werden müssen.

Wie aus der ausführlichen Darstellung der Entwicklung der Abwässerreinigungsfrage in Pößneck und Neustadt a. d. Orla hervorgeht, ist trotz der mannigfaltigsten Vorschläge und Verhandlungen bis jetzt nicht viel erreicht worden. Die städtischen Abwässer beider Gemeinwesen ausschließlich der Fäkalien werden durch eine Kanalisation zwar abgeleitet, aber ohne irgend welche vorherige nennenswerte Reinigung der kleinen Vorflut zugeführt. Eine Reihe von Fabriken klärt das von ihnen produzierte Abwasser mechanisch [1]), bevor es in die Kötschau bezw. in die Orla eingeleitet wird. Während die Kanalisation der beiden Städte schon zur Zeit der Besichtigung im Juli

[1]) In Pößneck sind die Anlagen meist nach dem Muster der Thalmannschen Anlage ausgeführt, nur Siegel und Schütze haben eine Art von Röckner-Rothesche Klärung.

und September 1904 bestand, ist die mechanische Vorklärung einzelner gewerblicher Abwässer im wesentlichen erst nach dieser Zeit eingerichtet worden und in Pößneck z. B. erst seit dem 1. Juli 1906 im Betriebe. Es erschien daher geboten, vor Abschluß des Gutachtens sich noch einmal durch eine Besichtigung und eine Untersuchung von Wasserproben davon zu überzeugen, ob diese letztgenannte Maßregel in Pößneck imstande gewesen ist, die Verhältnisse in nennenswerter Weise zu verändern. Gleichzeitig wurden auch die Verhältnisse in Neustadt a. d. Orla noch einmal geprüft. Die Besichtigungen erfolgten am 7. und 8. Februar 1907, und zwar erfolgte am 7. Februar 1907 eine Begehung von Kötschau und Fehlbach innerhalb der Stadt Pößneck, eine Befahrung der Kötschau- und Orlaufer von Pößneck bis Freienorla und eine Besichtigung der Kläranlagen der Wollwarenfabrik von C. G. Bernhardt, der Flanellfabrik von Siegel und Schütze, der Lederfabrik von Diesel und Weise und der Lederfärberei von Gebrüder Etzdorf. Am 8. Februar erfolgte eine Begehung der Orla innerhalb Neustadts und aufwärts bis Molbitz, sowie eine Befahrung der Orlaufer von Neustadt abwärts bis zum Zusammenfluß von Orla und Kötschau.

Gelegentlich dieser Besichtigungen wurden sowohl Wasser- und Schlammproben aus der Kötschau und Orla entnommen, als auch Abwasserproben vor und hinter den Kläranlagen der Firmen C. G. Bernhardt und Diesel und Weise [1]). Die Ergebnisse der physikalischen und chemischen Untersuchung dieser Wasser- und Abwasserproben finden sich in Tabelle B und C zusammengestellt.

Das Ergebnis der Besichtigung war, kurz gesagt, daß von einer wesentlichen Besserung der Zustände in Kötschau und Orla nicht die Rede sein konnte. Daß die Geruchsbelästigungen sich nicht so fühlbar machten, wie bei den früheren Besichtigungen, erklärte sich ohne weiteres aus der niedrigen Lufttemperatur, denn das ganze Orlatal lag in tiefem Schnee. Die Wasserführung der beiden Vorfluter war eine größere als im September 1904, wenn auch keine besonders erhebliche. In Neustadt selbst, im besonderen an der Gerberstraße, erschien das Orlawasser nicht so hochgradig verschmutzt wie früher. Es wurden allerdings zurzeit auch keine Felle in ihr geweicht (wegen des Frostes), unterhalb Neustadt indessen (also auch unterhalb der Einmündung der städtischen Kanäle) machte das Orlawasser äußerlich den Eindruck eines Sielwassers (s. Tabelle B Probe Nr. 2) und die Verschlammung des Bachbettes war eine hochgradige. In Pößneck war das Bett der Kötschau und des Fehlbaches erfüllt mit teils braunschwarzem, teils in allen möglichen Farben schillerndem, vielfach stagnierendem Abwasser. Die Verschlammung des Bachbettes von Kötschau und Orla war bis Kleindembach eine hochgradige und nahm dann etwas ab. Aber selbst an der Porzellanfabrik in Freienorla hatten sich vor dem Wehr große Mengen gärenden Schlammes angesammelt, welche beim Ziehen der Schützen, unter Entwickelung üblen Geruches, aufgewühlt und fortgeschwemmt wurden.

Die chemische Untersuchung der Wasserproben (s. Tabelle B) ergab bei Molbitz keine auffallende Verschmutzung, hinter Neustadt stiegen indessen alle Werte stark an, bei Kolba und Rehmen waren sie wieder gesunken. Noch stärker als unter-

---

[1]) Der Betrieb in der Fabrik von Siegel und Schütze ruhte infolge eines vor kurzem daselbst ausgebrochenen größeren Brandes.

halb Neustadt war, vom Standpunkt der chemischen Analyse aus, die Verunreinigung des Vorfluters bei Köstitz. Erst von Langenorla ab war der analytische Befund ein besserer.

Die mikroskopische Untersuchung der Wasserproben ergab bei Molbitz ein normales Bild. Hinter Neustadt fanden sich viel Tierhaare, gefärbte Textilfasern, große Mengen von organischem Detritus und reichliche Massen von Abwasserinfusorien. Tierhaare und gefärbte Textilfasern ließen sich im Wasser bis Rehmen hin nachweisen.

Im Wasser der Kötschau bei Köstitz fand sich massenhaft organischer Detritus, große Mengen von Protozoen, Abwasserpilzfäden, Haare und Textilfasern jeder Art und massenhafte Bakterien. Haare und Textilfasern ließen sich bis Freienorla verfolgen. Die Menge der Protozoen nahm hinter Kleindembach ab.

Pflanzliches Plankton, insbesondere Diatomeen, sonst im Bach- und Flußwasser stets mehr oder weniger reichlich vorkommend, fanden sich zwischen Pößneck und Freienorla überhaupt nicht vor, ein Zeichen für die starke Verschmutzung der Vorflut. Oberhalb Neustadt dagegen, bei Molbitz wurde es gefunden. Die pflanzlichen Organismen verschwinden dann wieder, um von Kolba an vereinzelt wieder aufzutreten. Dieser Befund spricht dafür, daß in der Orla auf der Strecke von Kolba bis zu ihrem Zusammenfluß mit der Kötschau bereits eine gewisse biologische Selbstreinigung beginnt, während im übrigen die Abnahme der verunreinigenden Stoffe, wie sie die chemische Analyse nachgewiesen hat, vorwiegend durch Verdünnung mit reinem Wasser (reines Bachwasser, zutretendes Grundwasser) hervorgerufen werden wird, abgesehen von den in Kötschau und Orla ja besonders ausgesprochenen Sedimentierungsvorgängen. Auch sonst wurde die Beobachtung gemacht, daß das Orlawasser hinter Kolba, also von Oppurg bezw. Rehmen an, verhältnismäßig rein ist, wenn auch eine gewisse Verschlammung des Flußbettes besteht.

Die Besichtigung der Kläranlagen in Pößneck konnte die Berichterstatter nicht davon überzeugen, daß deren Wirksamkeit eine hervorragende und ausreichende ist.

Die an der Versuchskläranlage auf dem Grundstück der Firma G. F. Thalmann und die mit Abwasser aus der Lederfabrik von Brüderlein an einem verkleinerten Modell der Versuchskläranlage vorgenommenen Untersuchungen (s. o.) haben zwar angeblich (s. o.) sehr gute Ergebnisse gehabt (vgl. S. 48), indessen zeigen die Ergebnisse der in Tabelle C aufgeführten Analysen, daß der Erfolg ein befriedigender nicht ist.

Die früheren Untersuchungen an der Thalmannschen Versuchskläranlage geschahen folgendermaßen: Die gereinigten Wassermengen wurden an 29 Tagen gemessen, und bewegten sich in dieser Zeit zwischen 154 und 311 cbm täglich. Die Versuche selbst waren im Gange vom 20. Mai bis zum 21. August 1903, im ganzen während 834 Betriebsstunden. In dieser Zeit wurden, nach Angabe, durch den vorgeschalteten Rechen 1298,5 kg Schmutzstoffe abgefangen, und in der Kläranlage blieben 77 cbm feuchter Schlamm zurück, das wären wöchentlich rund 6 cbm Schlamm. In einem Bericht des Magistrats von Pößneck vom 5. September 1903 wird dagegen die durchschnittlich wöchentlich aus der Thalmannschen Anlage abzufahrende Schlammenge auf rund 11 cbm angegeben.

Nach einer Erprobung, welche am 8. u. 11. September 1903 derart vorgenommen wurde, daß man 24 Stunden lang halbstündlich je eine Probe vom Zulauf und je eine Probe vom Ablauf nahm, soll die durch die Versuchskläranlage zurückgehaltene Schlammenge 73,3 bis 92,6 % betragen haben. Die Bestimmungen wurden derart ausgeführt, daß je 100 ccm des zulaufenden und je 100 ccm des ablaufenden Wassers zur Trockene verdampft wurden. Dabei wurde die Durchlaufszeit von 60 Minuten für die Beurteilung in Rücksicht gezogen.

Trotzdem haften dieser Methode nicht unerhebliche Fehler und Mängel an. Zunächst ist es nämlich, wie die Erfahrung lehrt, praktisch fast unmöglich, bei mechanischen Reinigungsanlagen wirklich korrespondierende Proben zu erhalten, da das Wasser zwar theoretisch in gleichmäßigem Strom eine solche Anlage durchfließt, nicht aber in Wirklichkeit. Wollte man bei der Untersuchung einer solchen Anlage von dieser Annahme ausgehen, so müßte man mindestens ihre Richtigkeit dadurch prüfen, daß man die Proben aus dem Zu- und Ablauf, welche angeblich der nämlichen Rohwasserportion entstammen sollen, auch auf ihre gelösten Bestandteile (z. B. Chloride) analysiert. Werden diese im Zu- und Ablauf gleich gefunden, so ist die Wahrscheinlichkeit schon eine viel größere dafür, daß es sich wirklich um identische Proben handelt. Diese Untersuchung ist aber im vorliegenden Fall nicht ausgeführt worden. Wenn nun außerdem, wie bei den in Rede stehenden Untersuchungen, die suspendierten Stoffe nicht für sich bestimmt worden sind, sondern einfach die Differenz im Trockenrückstand zwischen Zulaufwasser und Ablaufwasser als suspendierte Stoffe gerechnet werden, so hält dieses Vorgehen der Kritik nicht stand, denn, nach dem oben gesagten, kann die Differenz auch häufig durch den verschiedenen Gehalt der „identischen“ Wasserproben an gelösten Stoffen bedingt sein. Die Angaben über die prozentische Abnahme der suspendierten Stoffe sind daher nur mit einigem Zweifel aufzunehmen. Einen viel sichereren Maßstab für den Effekt einer mechanischen Kläranlage bietet die in derselben verbliebene Schlammenge. Diese ist in der Tat, wie oben angegeben, nicht unbeträchtlich. Die Schlammengen, welche im allgemeinen ein Abwasser in mechanischen Reinigungsanlagen absetzt, schwanken innerhalb einer großen Breite; dies gilt vor allem für gewerbliche Abwässer. Bei städtischem Abwasser rechnet man, daß etwa 3,5—4 Liter Schlamm (auf 90 % Wassergehalt berechnet) aus dem cbm Abwasser mittlerer Konzentration[1]) durch eine normal wirkende mechanische Reinigungsanlage entfernt werden. Durch die Versuchskläranlage auf dem Thalmannschen Grundstück liefen, laut Angaben des Magistrats von Pößneck, in der Zeit vom 25. Juli bis 31. Juli 1903 1230 cbm Abwasser. Der in der Anlage verbliebene Schlammrückstand wird für die Zeit vom 24. bis 31. Juli 1903 auf 8,96 cbm angegeben. Schlägt man für den 24. Juli rund 200 cbm Abwasser hinzu, so würden 1430 cbm Abwasser 8,96 cbm Schlamm geliefert haben, das sind 6,2 Liter pro cbm. Der Wassergehalt des Schlammes ist nicht angegeben.

Es findet also, wie gesagt, tatsächlich eine nicht unerhebliche Zurückhaltung von Schlamm in der Kläranlage statt, aber es ist, nach dem oben gesagten, weder ersicht-

---

[1]) Vergl. Dost, Die Volumbestimmung der ungelösten Abwasserbestandteile. Mitteil. d. Kgl. Prüfungsanstalt für Wasserversorgung. Heft 8, S. 207.

lich, wie groß im Durchschnitt die Menge der suspendierten Stoffe im Abwasser der Thalmannschen Fabrik überhaupt war, noch läßt sich mit einiger Sicherheit berechnen, wieviel Prozent der suspendierten Stoffe durch die Anlage aus dem Abwasser herausgefangen werden. Indessen ist die letztere Frage auch nicht von der Bedeutung für den vorliegenden Fall, wie man zunächst annehmen könnte. Denn bei der kleinen zur Verfügung stehenden Vorflut ist es viel wichtiger die absoluten Mengen von Schwebestoffen zu kennen, welche in der Anlage nicht zurückgehalten werden, und daher in dem Vorfluter zur Ablagerung gelangen, als ihren prozentischen Anteil an der Menge der im ungeklärten Abwasser vorhandenen Schwebestoffe. Aus den Analysen, welche die Stadt Pößneck ausführen ließ, ist diese absolute Menge nicht sicher zu ersehen und nicht zu berechnen, aber der Anblick des die Kläranlagen verlassenden Wassers sowohl bei der Besichtigung am 28. Juni 1904 als auch am 7. Februar 1907, sowie die Untersuchungsergebnisse der am 7. Februar entnommenen Abwasserproben (s. Tabelle C) zeigten deutlich, daß die Reinigung in den Einzelkläranlagen unzureichend ist.

Ein gleiches kann von den Kläreinrichtungen in Neustadt a. d. Orla gesagt werden.

Sprechen schon diese Tatsachen zugunsten der Errichtung zentraler Kläranlagen in beiden Städten, so weist folgende Überlegung noch zwingender auf diesen Weg der Abhilfe hin.

In die Vorfluter gelangen — von kleineren Abwassermengen abgesehen — 1) die städtischen Abwässer, 2) die Abwässer der Tuchfabriken und 3) die Abwässer der Gerbereien.

Die Abwässer der Tuchfabriken enthalten u. a. große Mengen von Seife, Soda, Tonerde, Fett, Leim, Stärke, Säuren und Farbstoffe, die Abwässer der Gerbereien viel gelöste organische Stoffe, Kochsalz, Kalkverbindungen, eventuell auch gebrauchte Lohbrühen.

In dem Abwasser jedes einzelnen Produzenten (Stadt, Tuchfabriken, Gerbereien) bilden sich bereits Niederschläge durch gegenseitig sich ausfällende organische und anorganische Stoffe. Diese ausgefällten Stoffe werden bestenfalls großen Teils in den Einzelkläranlagen zurückgehalten. Treffen nun aber städtische Abwässer mit den „geklärten" Abwässern von Tuchfabriken und Gerbereien zusammen, so sind, je nach der augenblicklichen Zusammensetzung der Abwässer, neue Ausfällungen, d. h. Schlammbildungen zu erwarten, ein Umstand, der geeignet ist, den Wert der vorhergehenden Einzelklärung in Hinsicht auf die Reinhaltung der Vorflut von Sinkstoffen sehr herabzudrücken.

Anders dagegen wird es werden, wenn alle in Frage kommenden Abwässer (also auch die städtischen) vor ihrer Reinigung vereinigt und gemischt werden. Es wird dann voraussichtlich eine einmalige Ausfällung der ausscheidbaren Stoffe erfolgen, und eine nachträgliche Schlammbildung nicht oder doch nur in geringem Maße zu erwarten sein.

Ein weiterer Nachteil der Einzelkläranlagen ist der, daß sie unwirtschaftlich sind und sich auf ihren richtigen Betrieb hin nicht, oder wenigstens schwer kontrollieren lassen.

Die Unwirtschaftlichkeit ist eine gewöhnliche Eigenschaft der Dezentralisation und im vorliegenden Fall, für die Stadt Pößneck wenigstens, vom Magistrat selbst zugegeben (vergl. den Bericht des Magistrats an das Herzogliche Staatsministerium in Meiningen vom 5. September 1903).

Daß bei einer Vielheit von Kläranlagen die Aufsicht über ihren Betrieb erschwert ist, liegt auf der Hand. Und diese Aufsicht ist sehr notwendig. Es kommt dabei nicht nur darauf an, daß alles Abwasser des Betriebes (ausschließlich der reinen Kühl- und Kondenswässer) auch wirklich die Kläranlagen passiert, sondern auch darauf, daß die vorgeschriebene Durchflußzeit eingehalten, der Schlamm rechtzeitig d. h. ehe er durch Fäulnisgase auf- und mit übertreibt, entfernt wird, und daß die Abfuhr und Unschädlichmachung des Schlammes in ordnungsmäßiger Weise erfolgt. Auch für den Fall, daß man an eine Verwertung des Schlammes denkt (s. u.), wird sich dieselbe bei zentralisierter Klärung leichter einrichten lassen, als bei Einzelklärung.

Eine weitere wichtige Frage ist die, ob man für die Fabrikabwässer allein eine zentrale Kläranlage bauen soll, oder ob, auch aus anderen Gründen als den oben genannten, die städtischen Abwässer gleichfalls der Klärung unterworfen werden sollen.

Betrachten wir zunächst die Verhältnisse in Neustadt a. d. Orla.

Die Stadt besitzt z. Z. 6900 Einwohner. Die Bevölkerung wächst jährlich, nach Angabe des Magistrats, um etwa 200 Köpfe.

Der Wasserverbrauch aus der Wasserleitung wird zu 300—500 cbm täglich angegeben, von denen 50—150 cbm industriellen Zwecken dienen. Zu diesem Wasserleitungswasser tritt noch das den Pumpbrunnen entnommene Wasser hinzu, so daß man nicht fehl gehen wird, wenn man die Menge des für häusliche Zwecke gebrauchten Wassers, und entsprechend auch die Menge des produzierten Abwassers, auf etwa 400 cbm veranschlagt.

Nach Angabe des Magistrats führt die Orla oberhalb Neustadt vor Abgabe des Mühlgrabens bei Niederwasser 80—100 Sek.-Liter Wasser. Nach der üblichen Berechnung ergibt sich als größte stündliche häusliche Abwassermenge, bei Zugrundelegung eines mittleren täglichen Wasserverbrauchs von 400 cbm

$$\frac{400 \cdot 1,5}{24} \cdot 1,5$$

$= 37,5$ cbm, die größte sekundliche häusliche Abwassermenge also zu $\frac{37500}{3600} = 10,4$ Sek.-Liter, d. h. bei Niederwasser der Orla würde die größte sekundliche Menge häuslichen Abwassers nur eine 8—10 fache Verdünnung erfahren. Da der Wasserverbrauch der Stadt auf den Kopf gerechnet nicht sehr groß ist $\left(\frac{400000}{6900} = \text{rund 58 Liter}\right)$, so ist auch anzunehmen, daß das städtische Abwasser ein ziemlich konzentriertes sein wird, welches durch eine 8—10 fache Verdünnung noch nicht unschädlich gemacht wird. Man wird daher behaupten dürfen, daß unter Umständen (Niederwasser, Sommertemperatur) schon die städtischen Abwässer Neustadts für sich imstande sein werden, in der Vorflut gewisse Mißstände hervorzurufen, da sie vor ihrer Einleitung in die Orla (an der Orlabrücke der Rodaerstraße), den Mühlgraben (beim Rauhause) und den Siechenbach (beim Leichenhause) nur von den gröbsten Unratstoffen befreit werden.

Die Stadt Pößneck hatte am 15. April 1907 12765 Einwohner. Der Zuwachs der Bevölkerung scheint, nach den Angaben des Magistrats, hier ein minder beständiger zu sein als in Neustadt.

Der Wasserverbrauch aus der Wasserleitung beträgt durchschnittlich täglich 1021 cbm, von denen durchschnittlich 476 industriellen Zwecken dienen. Da die nicht angeschlossenen Grundstücke (es besteht weder in Neustadt noch in Pößneck Anschlußzwang für die Wasserleitung) lediglich auf die zehn öffentlichen aus der Wasserleitung gespeisten Brunnen angewiesen sind, so kommt eine andere Entnahme von Wasser aus Einzelbrunnen augenscheinlich nicht in Betracht. Die Menge des produzierten häuslichen Abwassers wird man demnach aus der verbrauchten Wassermenge auf durchschnittlich 545 cbm berechnen können. Angaben über die Niederwassermenge der Kötschau oberhalb der Stadt liegen nicht vor. Inmitten der Stadt beträgt die Mittelwassermenge nach Angaben des Magistrats 270 Sek. Liter.

Führt man die oben gelegentlich der Besprechung der Neustädter Verhältnisse aufgestellte Art der Berechnung mit diesen Zahlen durch, so ergäbe sich die größte stündliche Menge häuslichen Abwassers zu

$$\frac{545 \cdot 1{,}5}{24} \cdot 1{,}5 = \text{rund } 51 \text{ sec./cbm.}$$

die größte sekundliche Menge also zu $\frac{51000}{3600} = 14{,}1$ Sek.-Liter. Die Verdünnung durch Mittelwasser der Kötschau würde demnach eine etwa 19fache sein und bei Niederwasser eine vermutlich erheblich geringere. Also auch die Stadt Pößneck kann gegebenenfalls durch ihre Abwässer die Vorflut nicht unerheblich verunreinigen.

Diese Erwägungen führen ohne weiteres zu dem Schluß, daß es eine unzweckmäßige Maßregel vorstellen würde, wenn man lediglich das industrielle Abwasser reinigte, und das häusliche Abwasser nach wie vor ungereinigt in die Vorflut laufen ließe.

Es ist daher die Ansicht des Reichs-Gesundheitsrats, daß beide Städte, Pößneck wie Neustadt, danach streben sollten, Projekte ausarbeiten zu lassen zur gemeinsamen Abführung der häuslichen und industriellen Abwässer nach einer gemeinsamen Kläranlage unterhalb jeder Stadt.

Daß dabei gewisse Schwierigkeiten zu überwinden sein werden, mag ohne weiteres zugegeben werden. Zunächst erscheint es für diesen Zweck nicht günstig, daß beide Städte nach dem Mischsystem kanalisiert sind, so daß die zu erbauenden Kläranlagen auch einen Teil des Regenwassers werden mit reinigen müssen, und eine Entlastung des Kanalnetzes bei größeren Regenfällen durch Notauslässe notwendig ist. Ohne dem von technischer Seite aufzustellenden Projekt vorgreifen zu wollen, würden vermutlich die bisherigen Kanalausmündungen ganz oder teilweise zu Notauslässen umgestaltet werden können.

Eine zweite Schwierigkeit liegt darin, daß gewisse Betriebe Anrecht auf die Wasserkraft der Vorflut haben, und durch die Abführung der Abwässer in geschlossener

Leitung bis unterhalb des Orts der Vorflut ein gewisser Teil dieser Wasserkraft entzogen wird. Nach Angabe des Magistrats haben in Neustadt a. d. Orla die Bessersche Maymühle, das zum Rauhaus gehörige kleine Triebwerk und die Erlsmühle Anrecht auf Wasserkraft. Verschiedene Gerber in der Gerberstraße haben ein (verjährtes?) Recht zum Einsetzen von Schützbrettern in die Orla zum Zwecke des Weichens und Spülens der Felle. In Pößneck haben die Katzenmühle, Rosenmühle, die Wasserkraft von Siegel und Schütze und zwei von der Stadt angekaufte Triebwerke, die seiner Zeit außer Betrieb gesetzt werden sollen, ferner die Köstitzer Mühle in Köstitz Anrechte auf das Kötschauwasser als Triebkraft. Für Neustadt wird nun vom Magistrat der tägliche durchschnittliche Gesamtwasserverbrauch (Wasserleitungswasser und Wasser anderer Herkunft) zu 1500 cbm angegeben, welche bei Ausführung einer zentralen Kläranlage für städtische und industrielle Abwässer innerhalb der Stadt nicht mehr in die Orla gelangen würden. Die Orla selbst führt bei Mittelwasser der Stadt in 24 Stunden $0{,}5 \cdot 60 \cdot 60 \cdot 24 = 43200$ cbm Wasser zu, bei Niederwasser $0{,}09 \cdot 60 \cdot 60 \cdot 24 = 7776$ cbm. Die Richtigkeit der angegebenen Zahlen vorausgesetzt, würde also nach Erbauung der Kläranlage der Orla, bezw. ihren Verzweigungen in der Stadt 3,4 (Mittelwasser) bezw. 16,2 % (Niederwasser) Wasser entzogen werden.

Für Pößneck würden sich höhere Zahlen errechnen, wenn man die Mittelwasserführung der Kötschau (s. o.) zu 0,27 sek. cbm annimmt. Der Gesamtwasserverbrauch wird hier vom Magistrat zu 6660 cbm täglich angegeben[1]), davon stammen 2180 cbm aus den Bächen. Die Kötschau bringt bei Mittelwasser in 24 Stunden $0{,}27 \cdot 60 \cdot 60 \cdot 24 = 23328$ cbm. Nach Erbauung einer Kläranlage würden also bei Mittelwasser der Kötschau derselben in der Stadt 31,5 % des Wassers entzogen werden, bei Niederwasser vermutlich bedeutend mehr.

Es mag zugegeben werden, daß alle diese Berechnungen, mangels genauer Unterlagen, auf schwachen Füßen stehen, und daß ferner die einzelnen Arme von Kötschau und Orla in Pößneck und Neustadt in bezug auf Wasserentnahme und Wasserzuführung verschieden stark beansprucht werden, immerhin geben sie doch ein annäherndes Bild der Verhältnisse, und man wird sagen dürfen, daß wenigstens für Neustadt die Entziehung des Wassers aus der Vorflut durch eine Abwasserableitung keine erhebliche Rolle spielen würde, dagegen für Pößneck wohl. Nach Angaben des Magistrats ist die Wassergewinnungsanlage der Stadt Neustadt vergrößerungsfähig und eine Vergrößerung wird auch beabsichtigt, die der Stadt Pößneck dagegen „unter den gegenwärtigen Besitzverhältnissen und ohne Zwang auf die in Frage kommenden Gemeinden und Besitzer nicht“. Also auch hier befindet sich die Stadt Pößneck augenscheinlich in der übleren Lage. Darf man doch nicht vergessen, daß bei Anlage eines gemeinsamen Sammelkanals und einer gemeinsamen Kläranlage auch eine größere Menge von Wasser zu Spülzwecken für die Kanäle notwendig werden wird.

Dieser Wassermangel ist in Pößneck schon lange schwer empfunden worden, und um ihm abzuhelfen, hat vor einiger Zeit der Ingenieur Dr. M. Luxenberg ein Projekt

[1]) In der Denkschrift der Industriellen (s. o. S. 46) wird die Menge des Industrieabwassers allein auf 10000 cbm täglich veranschlagt.

für eine Talsperre im Kreise Ziegenrück aufgestellt, und neuestens finden sich in der Literatur[1]) Angaben darüber, daß eine Talsperre in dem Gertewitz-Döbritzer Grunde, der sogenannten Döbritzer Schweiz, errichtet werden soll. Den Wasserzufluß soll der wilde Gamsenbach liefern.

Diese Projekte, deren Ausführung die Zustände in der Vorflut in und unterhalb Pößneck wohl bis zu einem gewissen Grade zu ändern imstande sein würde, haben indessen augenscheinlich noch zu wenig feste Gestalt angenommen, als daß in diesem Gutachten mit ihnen gerechnet werden kann.

Für Pößneck liegt, wie oben schon häufig erwähnt, schließlich eine große Schwierigkeit für die Errichtung einer zentralen Kläranlage darin, daß seine Stadtgrenze mit der Landesgrenze zusammenfällt, und es daher darauf angewiesen sein würde, seine Kläranlage auf fremdherrliches Gebiet zu verlegen.

Die Beseitigung dieser Schwierigkeit ist eine staatsrechtliche Aufgabe, und es kann nicht Sache dieses Gutachtens sein, auf diesen Punkt näher einzugehen.

Zu fordernder Reinheitsgrad des geklärten Abwassers.

Bevor ein Reinigungsverfahren für die Gesamtabwässer von Neustadt a. d. Orla und Pößneck vorgeschlagen werden kann, muß festgestellt werden, welcher Reinheitsgrad von dem geklärten Abwasser in den vorliegenden Fällen verlangt werden muß.

Bei der Beratung des Gutachtens im Reichs-Gesundheitsrat wurde darauf hingewiesen, daß neutrale Reaktion und Klarheit der gereinigten Abwässer gefordert werden müßten. Nur bei der Erfüllung dieser Forderung wäre eine nachträgliche, ungünstige Veränderung des Wassers, die zu Schlammablagerung und Verbreitung übler Gerüche führen könne, ausgeschlossen. Hiergegen wurde geltend gemacht, daß Fälle bekannt seien, wo Abwasserreinigungsanlagen ein in bezug auf das spätere Verhalten vollkommen einwandfreies Wasser mit schwach saurer Reaktion lieferten.

Man wird, um in den Grenzen des praktisch Erreichbaren zu bleiben, die Interessen der Fischerei in der Orla, welche nicht hoch veranschlagt werden können, nicht in den Vordergrund rücken dürfen, auch wird man nicht überall damit rechnen können, das Wasser von Kötschau und Orla zum Waschen und Bleichen und ähnlichen häuslichen Zwecken an allen Stellen des Flußlaufs wieder tauglich zu machen. Es muß nur folgendes gefordert werden.

Das die Reinigungsanlage verlassende Wasser darf unter den ungünstigsten Verhältnissen (maximale Schmutzwassermenge und Niederwasserstand in der Vorflut) nach Vermischung mit dem Wasser der Vorflut weder selbst bei Sommertemperatur fäulnisfähig sein, noch darf es Stoffe ausfallen lassen (Schlamm), welche sich in fauliger Zersetzung befinden oder in faulige Zersetzung übergehen können.

Zunächst wird die gemeinsame Reinigungsanlage also mechanisch das Abwasser von den suspendierten organischen Stoffen nach Möglichkeit befreien müssen. Die Frage, ob die mechanische Behandlung als solche ausreichen wird, oder ob sie nur eine mechanische Vorreinigung darstellen soll, wird weiter unten behandelt werden.

[1]) Gesundheit 1907, Nr. 9, S. 288.

Eine mechanische Reinigungsanlage (Klärbecken) war für die Abwässer von Pößneck bereits im Jahre 1888 durch den Herzoglichen Straßen- und Wasserbaumeister Baurat Eichhorn und in dem Berichte des Magistrats zu Pößneck vom 5. September 1903 (s. S. 48), und zwar nach Thalmannschem Muster, vorgeschlagen worden.

Für die Stadt Neustadt a. d. Orla hat der Großherzoglich Sächsische Landbaumeister Lehmann im Januar 1903 eine Kläranlage entworfen, welche in der Nähe der Erlichsmühle errichtet werden sollte, nachdem schon im Jahre 1894 der Großherzogliche Bezirksdirektor eine gemeinsame Abführung aller Abwässer und ihre gemeinsame Klärung unterhalb der Stadt befürwortet hatte (S. 54). Das Lehmannsche Projekt sieht fünf Flachbecken vor, von 75 m Länge und 13,4 m Breite. Die Wassertiefe soll 1 m betragen. Die Wände der Becken sind aus Erddämmen gebildet. Die Sohle des Beckens wird gebildet durch eine Rundschwartendielung, welche mit der ebenen Seite nach oben und Zwischenräumen von 2—3 cm auf Lagern verlegt sind; darunter folgt eine 30 cm starke Schicht von Kohlenschlacken oder Ziegelbrocken, in welche ein System von Saug- und Sammeldrains verlegt ist, die diagonal angeordneten Sammeldrains münden in die in der Mitte des Beckens angeordnete Leerlaufleitung.

Die Klärgeschwindigkeit soll 10 mm pro Sekunde betragen. Die Schlammentfernung soll alle 1—2 Monate vorgenommen werden. Durch die Klärbecken, von denen stets drei im Betriebe gedacht werden, soll die ganze Orla bei Niedrig- und Mittelwasser geleitet werden. Bei höheren Wasserständen (über 400 Sek.-Liter) will der Projektverfasser die Klärbecken ausgeschaltet wissen.

Dieses Projekt erscheint dem Reichs-Gesundheitsrat für den vorliegenden Fall nicht als zweckmäßig. Erstens, weil es auf eine Ableitung in geschlossenem Kanal verzichtet und damit innerhalb der Stadt dieselben mangelhaften Zustände in der Vorflut belassen würden (Sinkstoffablagerungen), wie sie zur Zeit bestehen. Zweitens würde voraussichtlich die Kohlenschlacken-Ziegelbrockenschicht, welche den Boden der Becken bildet, verschlammen und einer rationellen Schlammbeseitigung große Hindernisse in den Weg legen, und drittens würde der Schlamm bei der vorgesehenen langen Ablagerung in den Becken (Schlammentfernung nur alle 1 bis 2 Monate!) wahrscheinlich, wenigstens in der wärmeren Jahreszeit, in starke Fäulnis übergehen, zur Wasseroberfläche auftreiben und aus dem Klärbecken mit fortgespült werden. Außerdem verzichtet dieses Projekt auf eine Verwertung der im Schlamm steckenden verwertbaren Stoffe.

Es wird für Neustadt a. d. Orla, und das gilt auch für Pößneck, überhaupt nicht angebracht sein, von vornherein eine Anlage für die gesamte Abwassermenge zu bauen. Denn man ist zunächst nicht in der Lage, beurteilen zu können, wie sich die Mischung aus den industriellen und städtischen Abwässern verhalten wird. Handelte es sich um rein oder vorwiegend städtische Abwässer, so könnte auf Grund der in dieser Richtung vorliegenden Erfahrungen schon eher der Plan einer Kläranlage für das gesamte Abwasser von vornherein aufgestellt werden. In Fällen, wie sie hier in Frage stehen, wird man zur Vermeidung unnötiger Ausgaben und zur Erzielung des bestmöglichen Reinigungseffektes mit den verhältnismäßig geringsten Mitteln die Errichtung einer Versuchskläranlage nicht umgehen können, ein Vorgehen, das heutzutage in ähnlichen Fällen überall als das richtige anerkannt ist.

Nur im großen und ganzen steht das einzuschlagende Verfahren fest: Mechanische Klärung des Wassers, welcher gegebenenfalls eine weiter gehende Behandlung folgen müßte.

Der Reichs-Gesundheitsrat verkannte bei seiner Beratung über das Gutachten nicht, daß durch eine mechanische Kläranlage allein der zu fordernde Reinheitsgrad der Abwässers voraussichtlich nicht erreicht werden könne. Deshalb wurde von einigen Seiten die Ansicht vertreten, die mechanische Klärung nicht in den Vordergrund zu stellen und insbesondere sie nicht in den Schlußsätzen (10) zu erwähnen. Da jedoch die mechanische Klärung eine unerläßliche Vorstufe für jedes andere Klärverfahren ist, so wurde beschlossen, sie auch in den Schlußsätzen nicht unerwähnt zu lassen.

Die mechanische Klärung kann erzielt werden:

1. durch Recheneinrichtungen mit vorgelagertem Sandfang,
2. durch Klärbecken oder Klärbrunnen oder ähnlich wirkende Einrichtungen.

Eine Rechenvorrichtung ist weder für die Reinigung der Abwässer von Neustadt noch von Pößneck ausreichend, da bei derartigen Einrichtungen etwa nur 20—25 % der gesamten organischen Stoffe des Abwassers herausgefangen werden können.

Besser wirken Klärbecken und Klärbrunnen, bei denen man, je nach dem Betrieb eine etwa doppelt so große Abnahme der organischen Stoffe oder noch mehr erzielen kann. Ob Klärbecken oder Klärbrunnen zu wählen sind, hängt von den örtlichen Verhältnissen ab (Grundwasserstand, Platzmangel u. a. m.). Was die zweckmäßigste Konstruktion dieser Kläranlagen anbetrifft, so ist das technischer Erwägung anheimzustellen. Es möge indessen u. a. hingewiesen werden auf die Erfahrungen, welche in Köln[1]), Elberfeld-Barmen[2]) und Essen[3]) gemacht worden sind.

Die Abwässer der Tuchfabriken enthalten gewöhnlich nicht unbeträchtliche Mengen von Fetten und Seifen, deren Wiedergewinnung aus den Abwässern unter Umständen vorteilhaft sein kann. Allerdings ist die Verarbeitung des Klärbeckenschlamms als wenig wirtschaftlich anzusehen, weil das Fett in ihm in verhältnismäßig zu geringen Mengen enthalten zu sein pflegt. Dagegen beseitigt das von Kremer angegebene Klärverfahren (Gesellschaft für Abwasserklärung Berlin) diesen Übelstand großen Teils dadurch, daß es die vom Wasser mitgeführten suspendierten Stoffe durch eigenartige Stromführung der Abwässer je nach ihrem spezifischen Gewicht in zwei Schlammschichten zerlegt, und zwar in die obere Schwimmschicht und die untere Bodenschicht. Erstere enthält größenteils die Fettbestandteile.

Durch diese Trennung soll auch der Bodenschlamm einen geringeren Wassergehalt bekommen als der in dem Klärbecken abgesetzte.

---

[1]) Die Probekläranlage zu Köln-Niehl von Stadtbaurat Steuernagel. Mitteilungen aus der Königlichen Prüfungsanstalt usw. Heft 4 1904.

[2]) Die städtische Abwässerkläranlage von Elberfeld-Barmen vom Beigeordneten Schönfelder. Mitteilungen aus der Königlichen Prüfungsanstalt für Wasserversorgung usw. Heft 8, 1907.

[3]) Gesundheit 1907 Nr. 8, S. 253.

Die Berichterstatter haben die Versuchskläranlage der Stadt Chemnitz besichtigt, wo u. a. auch der Kremersche Apparat einer systematischen Prüfung hinsichtlich seiner Leistungsfähigkeit unterworfen worden ist. Die Ergebnisse sind seitens der Stadt Chemnitz noch nicht veröffentlicht, indessen kann soviel gesagt werden, daß der Kremersche Versuchsapparat in seinen Leistungen im allgemeinen befriedigt hat. Die Apparate dürften sich schon aus dem Grunde zu versuchsweiser Anwendung eignen, weil ihr Preis ein verhältnismäßig nicht sehr hoher ist, und je nach der zu reinigenden Abwassermenge die Anzahl der Apparate bemessen werden kann.

Ein Apparat vermag, bei einer Beschickung mit etwa 10 Sek.-Litern, in kontinuierlichem Betrieb nach Angaben der Gesellschaft bis zu 50 % der Schwimm- und Sinkstoffe auszuscheiden. Das Kremersche Verfahren kann auch als Vorklärung dienen. Die Anlagen nehmen einen nur geringen Raum ein, und sind einfach im Betriebe. Das abfließende Wasser ist gewöhnlich verhältnismäßig frisch, d. h. wenig angefault, so daß Geruchsbelästigungen von der Anlage kaum zu befürchten sind. Die obere (fetthaltige) Schlammschicht[1]) wird in besonderen Fabriken auf Fettsäuren, Stearinpech und dergleichen verarbeitet. Der Schlamm wird von der Fabrik, nach Angabe, kostenlos abgenommen, eventuell sogar gegen Vergütung.

Der Bodenschlamm wird zweckmäßig bis zur Stichfestigkeit entwässert, und dann landwirtschaftlich verwertet.

Einen anderen Weg zur Wiedergewinnung des Fettes aus den Abwässern hat die Firma Siegel und Schütze in Pößneck eingeschlagen.

Das Verfahren ist folgendes: Die fertig gewebten Waren werden auf einer elektrischen Waschmaschine gewaschen, um denselben das zugefügte Fett zu entziehen. Hierbei wird in den ersten 2 Bottichen mit Sodalösung unter Mitwirkung des elektrischen Stromes die Ware — wie der technische Fachausdruck lautet — „entgerbert“. Der dadurch entstehende „Gerber“, im wesentlichen eine Seifenlösung, wird in dem unter der Waschmaschine angebrachten Bassin gesammelt, und von diesem aus durch eine Pumpe in ein Holzbassin übergeführt. In diesem wird der „Gerber“ mit Schwefelsäure bis zur saueren Reaktion versetzt, und das Gemisch erwärmt, worauf nach 24 stündigem Stehen die Seifen zersetzt sind, und die ausgeschiedenen Fettsäuren auf der Oberfläche schwimmen. Jetzt wird die untenstehende saure Flüssigkeit abgelassen, die oben aufschwimmenden Fettsäuren werden in einer hydraulischen Presse unter Dampfzutritt ausgepreßt; dabei fließt die flüssige Ölsäure ab, zurück bleiben in der Presse feste Fettsäuren und die in der Seifenlösung suspendierten Stoffe. Diese Preßkuchen werden verfeuert.

Von der flüssigen Ölsäure gewinnen Siegel und Schütze täglich 400 Pfund, d. i. etwa 75 % des in der Spinnerei und bei dem Walkprozeß verbrauchten Fettes.

Das bei der Zersetzung der Seifenlösung entstehende saure Wasser wird neutralisiert und fließt dann ab.

Reicht die mechanische Reinigung des Abwassers zur Erzielung des geforderten Reinheitsgrades nicht aus, so wird sich später eine weitergehende, bezw. Nachbehandlung des Abwassers anschließen müssen.

---

[1]) Ihr Fettgehalt ist nach den Chemnitzer Versuchen ein erheblicher.

Dem Abwasser chemische Zusätze (Tonerde und dergleichen) zu geben, zwecks besserer Ausfällung der Schwebestoffe[1]), dieser Ausweg dürfte sich voraussichtlich nicht als zweckmäßig erweisen, schon aus dem Grunde, weil die aufgewendeten Kosten meist nicht im richtigen Verhältnis zur erzielten Wirkung stehen. Immerhin ist diese Art der Reinigung nicht von vornherein von der Hand zu weisen, sondern gegebenenfalls an der Versuchanlage zu prüfen.

An dieser Stelle sei auch das Kohlebreiverfahren erwähnt. Seine Vorzüge bestehen hauptsächlich in der bequemen Beseitigung der Schlammassen (Verbrennung, Schlammverwertung durch Vergasung), während der Reinigungseffekt des Abwassers bisweilen zu wünschen übrig läßt. Seine Vorteile sind weiter die Beanspruchung von wenig Raum und die meist fehlende Geruchsbelästigung, seine Nachteile die relativ hohen Anlage- und Betriebskosten, welche allerdings bei der Schlammvergasung sich nicht unerheblich reduzieren können[2]).

Was die Nachbehandlung betrifft, so käme das künstliche biologische Verfahren, die intermittierende Bodenfiltration und die Rieselei in Frage. Eine biologische Anlage würde voraussichtlich im Bau und Betrieb so teuer sein, daß an ihre Herstellung nur im Notfall gedacht werden kann. Dagegen dürfte sich die Landbehandlung unter Umständen empfehlen. Ob geeigneter Boden für die Anwendung dieser Verfahren in der Nähe der zu projektierenden Reinigungsanlagen vorhanden ist, müßte durch eine besondere Untersuchung festgestellt werden. Der intermittierenden Bodenfiltration wird man im allgemeinen vor dem Rieselverfahren deswegen den Vorzug geben, weil für dasselbe bedeutend kleinere Flächen gebraucht werden. Durchschnittlich leistet sie quantitativ das 10fache des Rieselverfahrens.

Von großer Bedeutung, zumal für die Stadt Pößneck, ist die richtige Lösung der Schlammfrage, und die Frage, inwieweit die zentralen Abwasserreinigungsanlagen zu Geruchsbelästigungen führen können.

Die Schlammfrage ist schon oben mehrfach berührt worden. Hier muß zunächst entschieden werden, ob eine Verwertung des Schlammes rationell und erwünscht ist oder nicht. Soll eine (landwirtschaftliche oder industrielle) Verwertung des Schlammes stattfinden, so muß ein Ausfaulen desselben nach Möglichkeit vermieden werden, da besonders Dungkraft und Brennwert des Schlammes durch den Faulprozeß leiden. Andererseits darf nicht übersehen werden, daß im allgemeinen die Entwässerung ausgefaulten Schlammes leichter von statten geht als die des frischen. Er wird rascher stichfest[3]).

Beim Kohlebreiverfahren ist die Schlammfrage in einigermaßen befriedigender Weise gelöst. Das Kremersche Verfahren hat auf anderem Wege die Verwertungs-

---

[1]) Früher wirkten die großen Mengen gebrauchter Walkerde als Fällungsmittel.

[2]) Vergl. Reichle und Dost. Schlammverwertung durch Vergasung beim Kohlebreiverfahren. Mitteilungen aus der Königlichen Prüfungsanstalt für Wasserversorgung usw. Heft 8, 1907 S. 167.

[3]) Für das Entwässern des Schlammes hat man neuerdings mit gewissem Erfolg die Methode des Ausschleuderns mittelst Zentrifugen (Frankfurt a. M., Chemnitz) herangezogen bezw. versucht.

möglichkeit des Schlammes erhöht. In beiden Fällen sind auch Geruchsbelästigungen weniger zu befürchten. Inwieweit der Schlamm landwirtschaftlich verwertet werden könnte, entzieht sich der Beurteilung [1]).

Zur Vermeidung von Geruchsbelästigungen ist es zweckmäßig, das Abwasser möglichst frich zu behandeln (Kremerscher Apparat) oder Geruch absorbierende Mittel zu verwenden (Kohlebreiverfahren). Was das künstliche biologische Verfahren anlangt, so ist bei Anwendung von Tropfkörpern eher eine Geruchsbelästigung zu befürchten als bei Füllkörpern.

In der Schlammfrage bietet demnach der Faulbetrieb einen Vorteil vor den einfachen Klärbeckenanlagen usw., dagegen führt er unter Umständen zu Geruchsbelästigungen. In der Versuchskläranlage in Essen [2]) und in der Abwasserreinigungsanlage der Stadt Recklinghausen (Emschergenossenschaft) hat man daher Becken neuer Bauart benutzt, welche die Nachteile des Absitzverfahrens und Faulverfahrens vermeiden und die Vorteile beider vereinigen sollen. Das abfließende Wasser bleibt hier frisch, während der Schlamm ausfault [3]).

Auch die Frage der Infektionsgefährlichkeit des Abwassers, speziell des Abwassers der Gerbereien, muß mit einigen Worten gestreift werden. Die Möglichkeit, daß gelegentlich mit den Gerbereiabwässern Milzbrandkeime in die Vorflut gelangen und auf diese Weise Infektionen mit dieser Krankheit hervorgerufen worden sind, ist nach dem oben gesagten nicht von der Hand zu weisen. Eine Vernichtung der im Abwasser etwa vorhandenen Milzbrandsporen durch Desinfektion herbeiführen zu wollen, erscheint gleichwohl wegen der damit verknüpften Erhöhung der an sich schon erheblichen Unkosten unausführbar.

Ein Teil der Keime wird in der zentralen Kläranlage zweifellos mit dem ausfallenden Schlamm niedergerissen werden, ein anderer Teil sich frei schwebend im Wasser erhalten. Für den Fall, daß man an die landwirtschaftliche Verwertung des Schlammes denken sollte, ist daher auch sein etwaiger Gehalt an Milzbrandkeimen nicht aus dem Auge zu lassen, denn ein Absterben der Milzbrandsporen im Schlamm ist nicht anzunehmen. Bei Anwendung des Kohlebreiverfahrens würde man die Infektion durch den Schlamm sicher ausschalten können. Als Tränkwasser für Tiere wird das Orlawasser immer verdächtig bleiben. Nur wenn eine Nachbehandlung des mechanisch gereinigten Abwassers mittelst intermittierender Bodenfiltration stattfände, würde auch die Milzbrandfrage praktisch in zufriedenstellender Weise gelöst sein.

Wenn in dem vorliegenden Gutachten eine Reihe von Reinigungsverfahren namhaft gemacht worden sind, so soll damit — dieses möge ausdrücklich besont sein — keineswegs ein Verfahren besonders empfohlen und als das allein richtige hingestellt werden. Ein solches Vorgehen wäre nach Lage der Dinge auch garnicht möglich, denn nur nach Ausarbeitung eines allgemeinen Entwässerungsprojektes von berufener

[1]) Auch das Kompostieren mit Kehricht, oder das Untergraben des Schlammes, wie es in Birmingham geübt worden ist, kommt in Betracht.

[2]) Vergl. oben.

[3]) Ähnliche Versuche hat man in England (Hampton) gemacht. S. Mitteil. der Königlichen Prüfungsanstalt usw. Heft 7.

technischer Seite wird es gelingen, unter Abwiegung aller zu berücksichtigenden Gesichtspunkte (von denen eine Reihe angeführt worden sind) zu einer glücklichen Lösung der schwierigen Fragen zu gelangen, und zwar auch nur nach Anstellung einiger nicht zu kurz zu bemessender Versuche.

Die Voraussetzung für eine befriedigende Lösung ist dann ferner, daß eine Reihe von Maßnahmen getroffen werden, welche zwar voraussichtlich nicht leicht durchzuführen sein werden, ohne welche aber etwas ganzes und ersprießliches nicht wird geleistet werden können. Dahin gehören das Verbot des Weichens der Felle in der Orla, die Schaffung reichlicheren Wassers, im besonderen für die Stadt Pößneck, gegebenenfalls auch die Ablösung von Anrechten auf die Wasserkraft von Orla und Kötschau und die Schaffung von genügendem Gelände für die Kläranlage der Stadt Pößneck. Ohne erhebliche finanzielle Opfer ist daher eine Besserung der Verhältnisse nicht denkbar. Daß eine solche Besserung aber eine berechtigte Forderung darstellt, unterliegt keinem Zweifel.

Bis zur Ausführung der notwendigen Arbeiten würde noch reichlich Zeit vergehen. Deswegen ist es notwendig zu verlangen, daß gewisse Mißstände schon in der Zwischenzeit abgestellt werden. Zu diesen gehört u. a. die Behandlung des Schlammes aus den Einzelkläranlagen. Es erscheint nicht angängig vom hygienischen Standpunkt aus, daß der aus der Kläranlage herausgepumpte Schlamm in unmittelbarer Nähe der Wohnhäuser aufgetürmt wird, wie es die Ortsbesichtigung dieses Jahres ergab. Es muß seitens der Polizei für eine regelmäßige Abfuhr dieser Schlammassen gesorgt werden, auch wäre darauf zu achten, daß der in den Kläranlagen gesammelte Schlamm nicht unbefugter Weise in die Vorflut wieder zurückgelangt. Ferner ist eine regelmäßige gründliche Räumung des Bachbettes von den daselbst abgelagerten Schlammmassen notwendig.

Ob die Erhaltung der Einzelanlagen einen Wert hat, diese Frage wird zweckmäßig erst zur Entscheidung kommen, wenn zentrale Kläranlagen errichtet worden sind.

Schlußsätze zum Gutachten, betreffend die Verunreinigung von Kötschau und Orla.

1. Der Flußlauf der Orla wird teils unmittelbar durch große Mengen von industriellen und auch städtischen Abwässern, teils mittelbar durch die die Stadt Pößneck durchfließende Kötschau erheblich verunreinigt.

2. Seitens der am Unterlauf der Orla gelegenen Ortschaften sind daher schon seit längerer Zeit zahlreiche Klagen laut geworden, welche dazu führten, daß das Gesundheitsamt zuerst im Jahre 1888 und sodann im Jahre 1897 sich gutachtlich über die Verunreinigung von Kötschau und Orla äußerte und Vorschläge zur Abstellung der vorhandenen Mißstände machte. Diese Vorschläge sind indessen unberücksichtigt geblieben. Dagegen haben hauptsächlich auf Drängen der Herzoglich Sächsischen Regierung zu Altenburg, die Herzoglich Sachsen-Meiningensche Regierung und die Großherzoglich-Sächsische Regierung zu Weimar veranlaßt, daß die beiden an der Verunreinigung von Kötschau und Orla besonders beteiligten Städte Pößneck und Neustadt a. d. Orla eine Anzahl von Einrichtungen trafen, welche eine Besserung des Zustandes der Vorflut herbeiführen sollten.

3. Diese Besserung ist aber nicht eingetreten. Auf Antrag der Herzoglich Sächsischen Regierung zu Altenburg ist deshalb im Jahre 1904 eine nochmalige Prüfung der Angelegenheit und zwar durch den Reichs-Gesundheitsrat veranlaßt worden. Diese Prüfung hat sich diesmal auch auf den Oberlauf der Orla erstreckt und folgende Ergebnisse gehabt:

4. Die aus den gewerblichen Anlagen zu Triptis in die Orla gelangenden Verunreinigungen tragen an der Verschmutzung des unteren Orlalaufes keine Schuld. Vielmehr erfolgt die Klärung des durch diese gewerblichen Abwässer verunreinigten Orlawassers in dem in Triptis gelegenen Teich so weit, daß bereits unterhalb Triptis das Orlawasser Zeichen einer Verunreinigung nicht mehr aufweist. Die gewerblichen Anlagen von Triptis und die aus ihnen kommenden Abwässer kommen daher für die weitere Erörterung der Frage der Verunreinigung der Orla nicht in Betracht, solange der bezeichnete Teich bestehen bleibt.

5. Die Schuld an der Verunreinigung von Kötschau und Orla tragen in erster Linie die Abwässer der Tuchfabriken und Gerbereien von Pößneck und Neustadt a. d. Orla, in zweiter Linie die häuslichen Abwässer der genannten Städte.

6. Die seitens der Anlieger der Orla vorgebrachten Klagen sind größtenteils als berechtigt anzuerkennen. Es ist dringend erforderlich, daß die Mißstände, welche zu diesen Klagen Anlaß gegeben haben, beseitigt werden.

7. Die Verunreinigungen, welche der Saale durch die an ihr liegenden gewerblichen Anlagen bei Schwarza und in Rudolstadt, sowie durch die städtischen Entwässerungsanlagen in Rudolstadt zugeführt werden, verschwinden in diesem Flußlauf bis zur Einmündung der Orla in die Saale in einem solchen Maße, daß von einer Verschmutzung der Saale in ihrem unteren Laufe durch jene Abwässer nicht mehr die Rede sein kann. Soweit in der Saale unterhalb der Einmündung der Orla Mißstände sich herausgestellt haben, tragen hieran die Verunreinigungen der Orla allein Schuld.

8. Die behördlicherseits den Besitzern der gewerblichen Anlagen in Pößneck und Neustadt aufgegebene Reinigung der Industrieabwässer vor ihrer Einleitung in die Flußläufe hat sich nicht als ausreichend erwiesen, um die vorhandenen Mißstände nennenswert zu verringern. Um einen erträglichen Zustand herbeizuführen, ist es sowohl in Pößneck wie in Neustadt a. d. Orla notwendig, die Abwässer zusammenzufassen und gemeinsam in geschlossenen Kanälen nach unterhalb der Städte anzulegenden Kläranlagen abzuleiten.

9. Da nicht vorauszusehen ist, wie die Abwässer nach ihrer Vermischung sich gegenseitig beeinflussen werden, so ist nach einem von einem berufenen Sachverständigen aufzustellenden Plane zunächst je eine Versuchsanlage für die Reinigung der Abwässer jeder der beiden Städte einzurichten.

Falls die sofortige Ausführung der nach Ziffer 8 und 9 vorgeschlagenen Anlagen in ihrer Gesamtausdehnung auf Schwierigkeiten stößt, kann im Rahmen des Gesamtplanes eine schrittweise Ausführung zugestanden werden, jedoch so, daß die Klär- und Reinigungsanlagen jeweils der Menge und Zusammensetzung der zu behandelnden Abwässer angepaßt sein müssen. Unter allen Umständen bedarf der Betrieb der Kläranlagen einer fortlaufenden sachverständigen Überwachung.

10. Das Abwasser in beiden Städten muß so weit gereinigt werden, daß die Mischung von Abwasser und Wasser der Vorflut, selbst bei größter Schmutzwassermenge, gleichzeitigem Niederwasserstand und Sommertemperatur, weder unter Entwickelung von Schwefelwasserstoff fault, noch Stoffe (Schlamm) mitbringt oder ausscheidet, welche sich in fauliger Zersetzung befinden oder im Flusse in faulige Zersetzung übergehen können.

11. In vorstehendem Gutachten ist auf einige für die Erledigung dieser Frage etwa in Betracht kommende Reinigungsverfahren hingewiesen. Ob eine mechanische Reinigung der Abwässer zur Erreichung des angegebenen Zieles genügen wird, muß durch Versuche festgestellt werden. Erforderlichenfalls müssen die Abwässer, nach geschehener mechanischer Vorreinigung, einer weiteren Reinigung unterzogen werden. Die schließliche Wahl der Reinigungsart muß aber fachtechnischer Entscheidung auf Grund des Ausfalles der Versuche überlassen bleiben.

12. Es ist wahrscheinlich, daß das Wasser der Orla gelegentlich das Auftreten von Milzbrandfällen verschuldet hat. Derartige Vorgänge werden sich auch in Zukunft nicht sicher vermeiden lassen, falls nicht eine weitgehende Reinigung der Abwässer durch Bodenfiltration stattfindet. Dadurch würde voraussichtlich das Orlawasser für Tränkzwecke wieder brauchbar gemacht werden.

13. Unabhängig von der Durchführung der Reinigungsmaßnahmen gemäß den vorstehenden Vorschlägen müssen schon jetzt alle sonstigen Maßnahmen getroffen werden, welche zur Beseitigung der vorhandenen Mißstände beitragen können. Als solche kommen vornehmlich in Betracht: Verbot des Weichens der Felle in der Orla und Kötschau, sorgfältiger Betrieb und genaue Beaufsichtigung der bereits vorhandenen Einzelkläranlagen, periodische nach einem unter den beteiligten Regierungen vereinbarten Plane auszuführende Räumungen des Flußbettes.

Tabelle A.

Ergebnisse der Wasseruntersuchungen im Jahre 1904.

1 Liter Wasser enthält:

	Entnahmestelle	Datum der Probeentnahme	Abdampfrückstand mg	Glühverlust mg	Sauerstoffgehalt mg	NH_3	Cl[1] mg	NO_3[1]	NO_2[1]	H_2S	Oxydierbarkeit 1 l verbraucht mg O	Temperatur des Wassers °
	Orla.											
1	Zwischen Molbitz und Neustadt (Kolesch) . . .	9. 9. 04	345	110	6,7	0	15	0	0	0	4,2	12,7
2	in Neustadt, Orla . . .	9. 9. 04	510	120	0,0	+		0	0	0	93,5	
3	in Neustadt, Mühlgraben	9. 9. 04	365	90	4,2	+		0	0	0	28,1	13,5
4	Orla und Mühlgraben vereinigt (Ehrlichsmühle) .	9. 9. 04	490	110	1,2	+		0	0	0	32,4	14
5	in Neunhofen	8. 9. 04			1,4	+		0	0	0	20,6	
6a	in Kolba	8. 9. 04	370	85	1,9	+	17	0	0	0	17,6	14
b			358	98	0,9	+	18	0	0	0	25,7	
7	in Rehmen									0		
8	vor der Vereinigung mit der Kötschau	3. 9. 04			3,5					0	12,8	
	Kötschau.											
9	in Oepitz, oberhalb Pößneck	5. 9. 04			6,0	0		Spur	0	0	2,2	
10	in Oepitz, b. Gipsfabrik, Schlettweiner Bach . .	5. 9. 04			7,0						4,5	
11	in Pößneck, Eintritt in die Stadt	5. 9. 04			5,6						5,4	14,5
12a	in Pößneck, Gasanstalt .	5. 9. 04 V.			0,7						16,5	13,6
b		N.			0,7						34,6	
	Orla.											
13	Orla und Kötschau vereinigt (Köstitzer Brücke)	3. 9. 04	695	470	0,2	+	18	0	0	Spuren		19
14	in Klein-Dembach . . .	3. 9. 04	670	155		+	35	0	0	+		
15	in Freienorla, oberhalb der Mühle	3. 9. 04	450	110	4,3					+		
16	150 m oberhalb der Einmündung in die Saale . .	3. 9. 04	490	170	1,5	+		0	0	0		15,5
	Saale.											
17a	in Rudolstadt, Elisabethbrücke	7. 9. 04	390	120	4,2	Spur		0	0	0	46,1	
17b	in Unterhasel	7. 9. 04	385	115	3,0	Spur						
18a	in Schwarza Viadukt	7. 9. 04	370	110	8,8	Spur		Spur	0	0	22,1	
b	in Schwarza Zellulosefabrik	l.	410	130	2,1	Spur		0	0	0	126	
		r.	415	112	0,7	Spur		0	0	0	111	
19a	in Orlamünde, Saalebrücke	2. 9. 04	494	185	5,2		48					16,9
b		3 9. 04	396	163	4,6	+	48	0	0	0	54,8	
20a	in Klein-Eutersdorf . . .		448	184	3,6	+	17	0	0	0	55,3	18,5
b	in Groß-Eutersdorf . . .	3. 9. 04	434	172	3,7	+	16	0	0	0	56,5	18,5

Untersuchungsstelle: Kaiserliches Gesundheitsamt und Technische Prüfungsstelle des Reichsschatzamtes.

Tabelle B.

Ergebnisse der Wasseruntersuchungen im Jahre 1907.

1 Liter Wasser enthält:

	Entnahmestelle	Datum der Probe-entnahme	Abdampf-rückstand mg	Glühverlust mg	Chlor mg	Oxydierbarkeit 1 l verbraucht mg 0
	Orla.					
1	Zwischen Molbitz und Neustadt (Kolesch)	8. 2. 07	370	89	16	1,0
2	Orla und Mühlgraben vereinigt (Ehrlichsmühle)	8. 2. 07	600	229	26	39
3	in Kolba	8. 2. 07	358	98	18	1,8
4	in Rehmen	8. 2. 07	401	117	17	3,8
	Kötschau.					
5	Vor der Vereinigung mit der Orla, Köstitz	7. 2. 07	670	455		60,4
	Orla.					
6	in Klein-Dembach	7. 2. 07	656	140	31	14,8
7	in Langenorla	7. 2. 07	516	110	22	5,0
8	in Freienorla, oberhalb der Mühle	7. 2. 07	445	100	20	5,8
9	in Freienorla, unterhalb der Mühle	7. 2. 07	441	114	20	5,7

Untersuchungsstelle: Kaiserliches Gesundheitsamt.

Tabelle C.

Abwässer Pößneck. Probeentnahme am 7. Februar 1907.

1 Liter Wasser enthält:

	Entnahmestelle	Aussehen	Geruch	Reaktion	Trockenrückstand bei 110°, 1 l enthält in mg	Glühverlust 1 l enthält in mg	Asche 1 l enthält in mg	Chlor 1 l enthält in mg	Schwefelwasserstoffentwickelung nach viertägigem Stehen bei 37°	Suspendierte Stoffe 1 l enthält in mg
1	Wollwarenfabrik von C. G. Bernhardt vor der Reinigung	bläulich trübe, setzt gut und reichlich ab	schwach	neutral	1018	184	834	4		
2	desgleichen, nach der Reinigung	trübe, weniger Bodensatz	geruchlos	desgl.	1067	203	864	37		
3	Lederfabrik von Diesel & Weise, vor der Reinigung	stark trübe, Gewebefetzen, Haare	stinkt nach Schwefelwasserstoff	alkalisch	6551	4009	2542	384	stark	3644
4	desgleichen, nach der Reinigung	stark trübe, setzt ab, ohne daß Klärung erfolgt	desgleichen	alkalisch	4249	751	3498	1120	stark	458

Anmerkung zu 1 und 2: Das Wasser kam in gefrorenem Zustand an; Inhalt der Flaschen zum Teil ausgelaufen.

Schlammprobe, entnommen bei Klein-Dembach.

Der Schlamm wurde erfolglos auf Arsen und Chrom untersucht.

Anlage D.

Ergebnisse der Schlammprobenuntersuchungen aus dem Jahre 1904.

100 g Schlamm enthält:

Nummer der Tabelle A	Entnahmestelle	Asche g	Arsen	Chrom	Fett g
	Orla.				
1	Zwischen Molbitz und Neustadt (Kolesch)	88	0	0	0
4	Orla und Mühlgraben vereinigt (Ehrlichsmühle)	83	vorhanden	vorhanden	1
6a	in Kolba	80,6	0	0	1
6b	in Kolba	77	0	in Spuren	1,6
7	in Rehmen	77	vorhanden	vorhanden	1
	Kötschau.				
9	in Oepitz, oberhalb Pößneck . .	85,7	0	0	0
12	in Pößneck, Gasanstalt	86,5	vorhanden	vorhanden	1,5
	Orla.				
13	Orla und Kötschau vereinigt (Köstitzer Brücke)	96	vorhanden	vorhanden	in Spuren
16	150 m oberhalb der Einmündung in die Saale	74,5	0	vorhanden	5 (in der Trockensubstanz)
	Saale.				
17b	in Unterhasel	81	vorhanden	vorhanden	1

Untersuchungstelle: Technische Prüfungsstelle des Reichsschatzamtes.

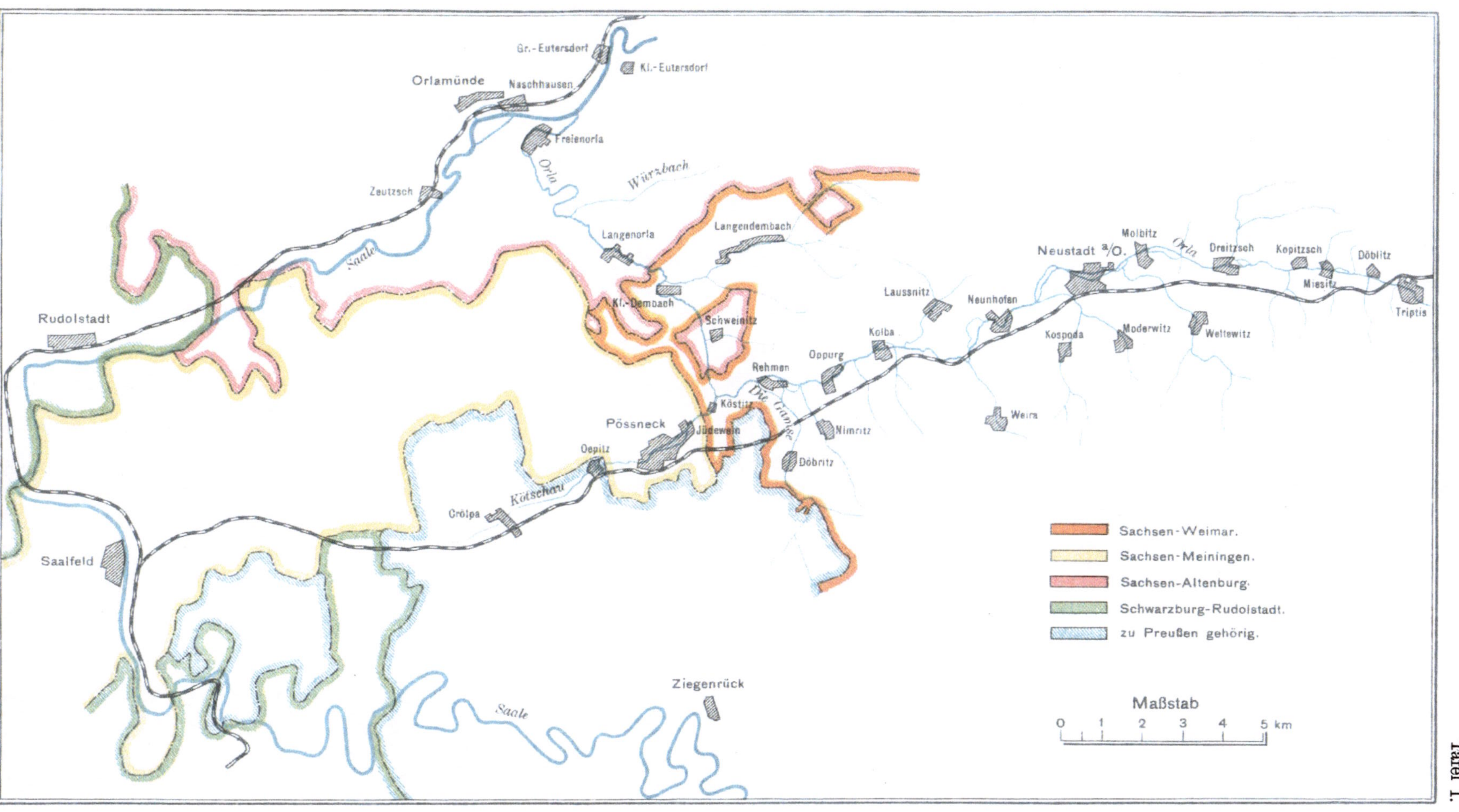

Verlag von Julius Springer in Berlin. Techn.-art. Anstalt von Alfred Müller in Leipzig.